Petra Hirscher

Das Hyaluron-WUNDER

Petra Hirscher

Das Hyaluron-WUNDER

Wie Sie mit Hyaluronsäure Arthrose
und Gelenkbeschwerden gezielt
entgegenwirken und Ihr Hautbild
verjüngen können

riva

Bibliografische Information der Deutschen Nationalbibliothek
Die Deutsche Nationalbibliothek verzeichnet diese Publikation in der
Deutschen Nationalbibliografie. Detaillierte bibliografische Daten sind im
Internet über http://d-nb.de abrufbar.

Für Fragen und Anregungen:
info@rivaverlag.de

Wichtiger Hinweis
Sämtliche Inhalte dieses Buches wurden – auf Basis von Quellen, die die Autorin
und der Verlag für vertrauenswürdig erachten – nach bestem Wissen und Gewissen recherchiert und sorgfältig geprüft. Trotzdem stellt dieses Buch keinen
Ersatz für eine individuelle Ernährungsberatung und medizinische Beratung dar.
Wenn Sie medizinischen Rat einholen wollen, konsultieren Sie bitte einen quali-
fizierten Arzt. Der Verlag und die Autorin haften für keine nachteiligen Auswirkungen, die in einem direkten oder indirekten Zusammenhang mit den Informationen stehen, die in diesem Buch enthalten sind.

Originalausgabe
1. Auflage 2018
© 2018 by riva Verlag, ein Imprint der Münchner Verlagsgruppe GmbH
Nymphenburger Straße 86
D-80636 München
Tel.: 089 651285-0
Fax: 089 652096

Redaktion: Dr. Manuela Kahle
Umschlaggestaltung: Laura Osswald, München
Umschlagabbildung: Shutterstock.com/robert_s
Satz: Carsten Klein, Torgau
Druck: GGP Media GmbH, Pößneck
Printed in Germany

ISBN Print 978-3-7423-0432-2
ISBN E-Book (PDF) 978-3-95971-952-0
ISBN E-Book (EPUB, Mobi) 978-3-95971-953-7

Weitere Informationen zum Verlag finden Sie unter
www.rivaverlag.de
Beachten Sie auch unsere weiteren Verlage unter www.m-vg.de

Inhalt

Vorwort

Wer an Hyaluronsäure denkt, hat zunächst einmal Bilder von beweglichen Knien, jugendlich-praller Haut und klaren Augen im Kopf. Und in der Tat handelt es sich bei Hyaluronsäure um eine faszinierende Substanz, die in unserem Körper auf vielerlei Weisen vorkommt und nahezu unentbehrlich ist. Hyaluronsäure hemmt Entzündungen, dient unseren Gelenken als »Schmiermittel«, sorgt für die Durchlässigkeit unserer Zellen und fördert die Wundheilung.

Leider schwindet der Anteil an Hyaluronsäure in unserem Körper im Alter, sodass sich ein Mangel entwickelt und sich Gelenkschmerzen einstellen können und Falten entstehen.

Doch was ist Hyaluronsäure eigentlich und wo kommt sie her? Vor etwa 500 Millionen Jahren, im Paläozoikum, entstand Hyaluronsäure vermutlich in meeresbewohnenden Manteltierchen. Heute weiß man, dass sie in fast allen Geweben und Körperflüssigkeiten von Wirbeltieren und Menschen vorkommt, wenn auch in unterschiedlicher Menge: Rund 15 Gramm enthält der menschliche Körper, und die Hälfte davon etwa befindet sich in der Haut.

Bemerkenswert ist die besondere Eigenschaft der sich aus wiederholenden Zuckereinheiten zusammenfügenden Säure: Sie gehört zu den am meisten wasserliebenden Molekülen in der Natur. Und sie zieht Wasser auf geradezu außergewöhnliche Weise an. Ein Gramm Hyaluronsäure kann sage und schreibe sechs Liter Wasser binden. Verbunden mit ihrer besonderen Fähigkeit, in den Zellen vorhandene Feuchtigkeit zu regulieren, ergeben sich in unserem Körper beeindruckende Effekte durch diese Substanz.

Was kann sie nicht alles für die Schönheit tun! Wir nutzen sie, um kleine Falten verschwinden zu lassen, aber auch, um unserem Gesicht mehr Volumen zu geben. Sie wirkt als Jungbrunnen und wird daher rund um die Welt in Form von Cremes aufgetragen, innerlich als Trunk oder Tablette angewendet oder aber gespritzt.

Entdecken Sie jetzt die Hyaluronsäure. Dieses Buch wird Sie einführen in Aufbau, Wirkweise und Anwendungen dieser besonderen Substanz und ihren Einfluss auf Gesundheit und Schönheit.

Ein magisches Molekül:
Hyaluronsäure

Sie ist Schutzschicht unserer Zellen, Schmiermittel und Stoßdämpfer unserer Gelenke: Hyaluronsäure hat es in sich! Sie erfüllt eine Vielzahl von Funktionen und begleitet uns ein Leben lang, von der Geburt bis ins hohe Alter. Bereits bei der Entstehung neuen Lebens spielt sie eine Rolle, da jede Eizelle von einer Schicht aus Hyaluronsäure umgeben ist, die das Spermium bei der Befruchtung durchbrechen muss.[1] Viele Jahrzehnte später dann beschert die allmählich zurückgehende Konzentration in unserem Körper die oft ungeliebten Altersfalten.

Was ist Hyaluronsäure?

Hyaluronsäure ist ein Mehrfachzucker (Polysaccharid) und gehört zur Gruppe der Glykosaminoglykane. Sie kommt als wasserklare, viskose Flüssigkeit vor und wird häufig auch als Hyaluron oder Hyaluronat bezeichnet, konkret allerdings handelt es sich hier um das Salz der Säure.

Körpereigene Hyaluronsäure hat eine durchschnittliche Halbwertzeit von etwa zwölf Stunden.[2] Das heißt, dass sich nach zwölf Stunden deren Anfangskonzentration im Körper um genau die Hälfte verringert. Im Blut beträgt sie etwa drei bis fünf Minuten, weniger als 24 Stunden in der Haut und etwa ein bis drei Wochen in unseren Knorpeln und Gelenken.[3] Hyaluronsäure, die in Haut oder Gelenke injiziert wird, hat dort eine Halbwertzeit von etwa 24 Stunden.[4] Damit zum Beispiel sogenannte Haut-Filler (siehe Seite 49) aus Hyaluronsäure bis zu zwölf Monate Verweilzeit erreichen, müssen sie mit chemischen Vernetzungsmitteln stabilisiert werden. Der Hauptteil der im Körper vorkommenden Hyaluronsäure wird im Bindegewebe abgebaut.

Halten sich Ab- und Aufbau von Hyaluronsäure die Waage, ist die Homöostase stabil – das lebenswichtige Gleichgewicht der Körperfunktionen also ist gesichert[5] und die Hyaluronsäure kann ihre zahlreichen Aufgaben im Körper erfüllen:

- ► Haut und Bindegewebe straffen,
- ► Knorpel elastisch halten,
- ► Wasserhaushalt im Körper regulieren,
- ► Organ- und Körperform bewahren,
- ► Fließeigenschaften von Lymphflüssigkeit und Kammerwasser im Auge beeinflussen.

Darüber hinaus verfügt Hyaluronsäure über antioxidative Eigenschaften, das heißt, sie agiert als Fänger zerstörerischer freier Radikale und wird im Gegenzug von reaktiven Sauerstoffspezies verbraucht. Das macht sich in der Molekülmasse bemerkbar: In gesunder menschlicher Gelenkflüssigkeit (Synovia) beträgt die Molekülmasse von Hyaluronsäure etwa 6000 bis 7000 Kilodalton. Bei Arthrosepatienten zum

Beispiel kann sie auf wenige hundert Kilodalton reduziert sein.[6]

Chemische Struktur und Biosynthese

Der Blick durch ein leistungsstarkes Mikroskop zeigt, dass Hyaluronsäure sowohl als einzelne Kette als auch als netzartiges System von Ketten vorkommt. Man erkennt ebenfalls, dass sich diese Ketten selbst anordnen können: Auf diese Weise bilden sie größere, bis zu 10 000 Glieder und mehr fassende Strukturen und Knäuel,[7] bis ein dreidimensionales Netzwerk entsteht, das elastische Eigenschaften aufweist.[8]

Die Wirkmöglichkeiten der Hyaluronsäure hängen von der Struktur ebendieses Hyaluronsäure-Komplexes ab. Die Länge der jeweiligen Ketten aber erzeugen sich unterscheidende Varianten der Hyaluronsäure: kurzkettige (niedermolekulare) und langkettige (hochmolekulare) Varianten. In Zusammenhang mit der wasserbindenden Eigenschaft entwickelt hochmolekulare Hyaluronsäure eine gelartige Konsistenz; niedermolekulare Hyaluronsäure hat eine verminderte Viskosität.

Viskosität ist ein Maß für die Zähigkeit einer Substanz. Hyaluronsäure-Moleküle, die lang und groß sind, ermöglichen beispielsweise den Gelenken, Gewicht zu tragen[9] (siehe Seite 21).

Hyaluronsäure-Produktion

Hyaluronsäure wird vom Menschen selbst gebildet.[10] Dieser Vorgang spielt sich vornehmlich in den Fibroblasten ab, die wiederum Hauptbestandteil unseres Bindegewebes sind. Dies findet an der Zellmembran der Fibroblasten statt und von dort wird sie direkt in die extrazelluläre Matrix (ECM) abgegeben (siehe Seite 21).

Neben dem natürlichen Vorkommen im menschlichen Körper kann Hyaluronsäure auch künstlich hergestellt werden: entweder aus tierischen Quellen oder biotechnologisch. Präparate tierischen Ursprungs werden aus Hahnenkämmen, seltener auch aus Rinder- und Fischaugen gewonnen.[11] Die Hyaluronsäure-Konzentration im Hahnenkamm beträgt etwa 7,5 Milligramm pro Liter; die Ausbeute pro Kilogramm Hahnenkämme sind etwa drei Gramm Hyaluronsäure. Präparate aus tierischem Ausgangsmaterial sind in der Regel weniger lange im Gewebe haltbar und tragen aufgrund eventueller Reste tierischen Eiweißes allergenes Potential.

Der pharmazeutische Wirkstoff für Hyaluronsäure-Präparate wird in biotechnologischer Herstellung in Fermentationsanlagen gewonnen. Hier werden beispielsweise Bakterien wie Streptokokken gezüchtet, die Hyaluronsäure produzieren. In verschiedenen Filtrationsschritten wird das Produkt gereinigt. Nach der Trocknung erhält man reine Hyaluronsäure, die frei von tierischen Bestandteilen ist. Oder man gibt beispielsweise Hefeextrakt aus Bohnen zu Maisglukose (einfacher Zucker), diese produziert dann auf natürliche Weise Hyaluron. Der erzeugte Wirkstoff kann entsprechend aufbereitet werden, sodass er identisch der Hyaluronsäure des menschlichen Organismus ist. Es besteht so kaum das Risiko möglicher Nebenwirkungen durch Begleit- oder infektiöse Stoffe wie Hepatitis-, HIV- oder BSE-Erreger. Die exakten Herstellungsprozesse allerdings werden von den einzelnen Anbietern streng geheim gehalten.

> Diese identische Form der Hyaluronsäure wird als »Non-Animal-Source-Hyaluronan – NASH« (Hyaluronsäure nichttierischen Ursprungs) bezeichnet.[12]

Besondere Eigenschaften der Hyaluronsäure

Die chemische Struktur der Hyaluronsäure ist im Grunde einfach, da sich ihre Zucker- und Eiweißbausteine schlicht wiederholen. Dennoch ist die Substanz ein Multitalent, das Nährstoffe zu den Zellen transportiert, die Zellerneuerung ankurbelt und Toxine entfernt. Dass wir Hyaluronsäure heute in Gesundheitskost- und Schönheitsprodukten, in Kosmetika und medikamentenähnlichen Zusatzstoffen und Arzneimitteln finden, verdankt sie vor allem ihren besonderen Eigenschaften: der enormen Fähigkeit, Wasser zu binden und ihrer Viskoelastizität.

Ein perfekter Wasserspeicher

Hyaluronsäure ist hygroskopisch, das bedeutet, dass sie sich gern mit Wasser verbindet: Kommt ein Hyaluronsäure-Molekül mit Wasser in Kontakt, dehnt es sich aus und nimmt bis zu 10 000-mal mehr Raum ein als im Grundzustand. Sichtbar wird diese Ausdehnung als gelartiges Erscheinungsbild, das sich schon bei einer Konzentration von über 1 Prozent (also mehr als 1 Gramm Hyaluronsäure auf 100 Milliliter Wasser) ergibt. Wie ein Schwamm speichert sie große Mengen Wasser und kann ein 1000-Faches ihres Eigengewichts an Wasser binden.[13] Ein Gramm Hyaluronsäure ist in der Lage, bis zu sechs Liter Wasser aufzunehmen.[14]

In diesem Zustand fungiert Hyaluronsäure als raumfüllendes und stoßdämpfendes Makromolekül, wie etwa in der Wharton-Sulze der Nabelschnur oder in den Zellen der Oberhaut,[15] die für die Produktion des wasserabweisenden, Schutz und Stabilität verleihenden Keratins verantwortlich sind.

Dank ihrer hygroskopischen Eigenschaft kontrolliert die Hyaluronsäure die Gewebehydratation, das heißt die Bindung von Wasser im Gewebe, und sorgt so für ein feuchtes Milieu, die ideale Bedingung für die korrekte Anordnung von Kollagen. Das Zusammenspiel von Hyaluronsäure und Kollagen kann zum Beispiel nach einer Verletzung den natürlichen Selbstheilungsprozess und die Gewebeneubildung fördern.

Hyaluronsäure ist viskoelastisch

Hyaluronsäure-Knäuel sind natürliche Stoßdämpfer, das heißt, sie tolerieren Krafteinwirkung wie Dehnung oder Stauchung, ohne ihre Form zu verlieren.

Ereignen sich schockartige Belastungen wie bei einem Sturz, beim Umknicken, einem Schlag oder Aufprall, wirken sogenannte Scherkräfte auf das Gelenk. Der Begriff »Scherung«

stammt aus der Physik und bedeutet, dass gegenüberliegende Flächen durch Krafteinwirkung in Relation zueinander verschoben werden. Für das Gelenk kann dies Verletzungen mit sich bringen, weil die Gelenkflächen zu stark parallel gegeneinander verschoben und dadurch versetzt sind.

Was passiert bei diesem Vorgang mit den Hyaluronsäure-Molekülen? Sie vereinigen die Merkmale von elastischen Festkörpern mit denen von viskosen Flüssigkeiten zu sogenannter »Viskoelastizität«. Wenn Kraft auf viskoelastisches Material eingewirkt hat, kann es aufgrund seiner elastischen Eigenschaften wieder in seine ursprüngliche Position zurückkehren. Mithilfe von Hyaluronsäure kann die Gelenkschmiere reagieren, wenn sie kurzzeitigem Druck ausgesetzt ist, und dickflüssiger werden.[16] Wird der Druck langsam ausgeübt, nimmt auch die Viskosität langsam ab. Die Zähflüssigkeit der Hyaluronsäure nimmt mit ihrer Konzentration zu und ihre Elastizität mit der Größe der gebildeten Knäuel.[17]

Die Geschichte der Hyaluronsäure

Evolutionsgeschichtliche Studien zeigen, dass Hyaluronsäure vor 500 Millionen Jahren in niederen Chordatieren entstand.[18]

Die Erforschung der Hyaluronsäure, ihrer Eigenschaften und Anwendungsbereiche erstreckt sich über einen Zeitraum von weit über einem Jahrhundert. Erstmals berichtete 1880 der französische Chemiker Portes, dass sich eine Substanz, die aus dem Glaskörper isoliert worden war, in Säurelösung anders verhält als ähnliche Präparate aus Cornea und Knorpel. Diesen Schleimstoff nannte er *hyalomucine*.[19] Der Schwede Carl Th. Mörner konnte 1884 Portes' Ergebnisse bestätigen.

1918 isolierte das Labor des russisch-amerikanischen Chemikers Phoebus Aaron Theodore Levene am Rockefeller Institut ein spezielles Polysaccharid (Mehrfachzucker) aus der Schleimhaut des Schweinemagens und nannte es *mucoitin sulfuric acid*. Hierbei soll es sich in erster Linie um Hyaluronsäure gehandelt haben.[20]

Der deutsche Biochemiker Karl Meyer und sein Laborassistent John W. Palmer definierten 1934 nach Arbeiten am Glaskörper des Rinderauges den Begriff *hyaluronic acid* – »aus Bequemlichkeit«, wie die beiden Forscher von der Columbia Universität New York erklärten. Sie kombinierten den Namen aus *hyaloid* für gläsern und *uranic acid* für die Zuckersäure Uronsäure.[21]

In den 1950er-Jahren wurde Hyaluronsäure aus weiteren Geweben isoliert und man entdeckte krankheitserregende Bakterien, die sie selbst produzieren konnten. 1954 publizierte dann Karl Meyer zusammen mit seinem Mitarbeiter Bernard Weissmann die genaue chemische Struktur der Hyaluronsäure. Und man begann, Hyaluronsäure in der Augenheilkunde einzusetzen.

Bis in die 1970er-Jahre hinein wurden die Gewinnungsverfahren aus tierischem Material optimiert und erste Studien, die sich mit der Herstellung durch bakterielle Fermentation und chemische Synthese beschäftigten, begannen.[22]

1979 schließlich meldete der Biochemiker Endre A. Balazs unter der Patentnummer 4141973 das erste Patent für reinste Hyaluronsäure an.[23] Der Weg für die kommerzielle Nutzung war geebnet.

Und wie sieht die Zukunft für die Hyaluronsäure aus? Diese scheint rosig, denn Analysten prognostizieren, dass der weltweite Markt für Hyaluronsäure als Rohstoff bis zum Jahr 2024 einen Wert von etwa 7,25 Milliarden US Dollar erreichen wird.[24]

Körpereigene Substanz: der Mensch braucht Hyaluronsäure

Hyaluronsäure kommt ganz natürlich im menschlichen Körper vor und ist für sein einwandfreies Funktionieren unentbehrlich. Ihr Anteil im Körper ist beachtlich, denn addiert man deren Menge in allen Geweben, kommt man auf einen Gesamtanteil von 15 Gramm. Und jeden Tag werden davon 30 Prozent erneuert.[25] Jedes Organ wiederum hat seine eigene, optimale Hyaluronsäure-Konzentration. Am höchsten ist sie in der Nabelschnur, dann folgen Gelenkflüssigkeit, Haut, der Glaskörper des Auges und das Gehirn. Am geringsten ist ihre Konzentration im Blutserum.[26] Die Hyaluronsäure-Menge in den jeweiligen Geweben wird durch eine fein abgestimmte Balance von auf- und abbauenden Aktivitäten genau reguliert, denn die Bedarfe sind verschieden.

Auge

Unsere Augen weisen in nahezu allen Anteilen Hyaluronsäure-Konzentrationen auf: in Iris, Linse, Augenkammer, Tränendrüse, Tränenflüssigkeit, Hornhaut, Bindehaut und vor allem im Glaskörper. Er besteht zu über 98 Prozent aus Wasser und zu 2 Prozent aus Hyaluronsäure und Kollagenfasern, die dem Glaskörper seine gallertartige Konsistenz verleihen.

Diese Art Gel wirkt sowohl als Stoßdämpfer als auch als Transportmittel von Nährstoffen. Der Glaskörper liegt zwischen Linse und Netzhaut (Retina) und erhält die Augapfelform. Im Laufe der natürlichen Alterung verflüssigt sich der gelartige Glaskörper zunehmend. Das kann dazu führen, dass dieser den Glaskörperraum, dessen Größe unverändert bleibt, nicht mehr ausfüllen kann. Ferner löst sich das Gel von der Retina, der Nervenschicht im Auge, die der Wahrnehmung von Lichtreizen dient. Betroffene sehen folglich als störend empfundene, schlangenförmige Linien oder Punkte.[27] Dieser Vorgang wird als »hintere Glaskörperabhebung« bezeichnet.

Gelenkflüssigkeit

Unser Körper besitzt bemerkenswerte 143 Gelenke. Diese unterscheidet man in »echte« und »unechte« Gelenke. Die unechten Gelenke, auch Synarthrosen, Fugen oder Haften genannt, erlauben nur wenig Bewegung, weil bei ihnen zwei Knochen über ein Füllmaterial wie Bindegewebe oder Gelenkknorpel miteinander verbunden sind.[28]

Echte Gelenke, wie sie in Schulter, Knie, Hüfte, Knöchel, Hand, Fuß und den Wirbeln vorkommen, sind synoviale Gelenke. Sie bilden die Mehrzahl und bestehen aus einer Gelenkkapsel, die von einer Gelenkkugel umschlossen wird. Zwischen Kapsel und Kugel befindet sich eine Membran, eine Art Schleimhaut, die eine Gleitflüssigkeit ausscheidet.[29] Diese dickflüssige, Hyaluronsäure enthaltende Substanz heißt *Synovia* und ist die einzige Nahrungsquelle für die sehr glatte, weißliche Gelenkknorpelschicht, die die Gelenkflächen überzieht: Dieser »hyaline Knorpel« (altgriechisch *hyalos* für Glas) besitzt keine direkte Anbindung an den Blutkreislauf und ist auf die Nährstoffe aus der Synovia angewiesen. Gleichzeitig minimiert die Synovia die Reibung an den Gelenkflächen, durch Gelenkbewegungen wird sie gleichmäßig im Gelenk verteilt.

Knochen und Knorpel

Hyaluronsäure übernimmt ebenfalls in unserem Skelett verschiedene Funktionen. Sie ist sowohl an der Bildung des Gelenkraumes als auch am Längenwachstum der Knochen beteiligt.[30] Ob als zug- und druckresistenter Faserknorpel des Meniskus, als elastischer Knorpel der Ohrmuschel oder als sehr druckstabiler und elastischer hyaliner Knorpel: Ohne Hyaluronsäure wäre kein stabiler Knorpel möglich, denn durch die Vernetzung der Zuckerproteinketten bildet sie das Grundgitter der Knorpelstruktur. Hyaliner Knorpel verbindet die Rippen mit dem Brustbein, er bildet den Großteil des Kehlkopfes und ist Stützknorpel von Luftröhre und Bronchien, er kommt in der Nasenscheidewand vor und vor allem in den Gelenken. Mittlerweile weiß man, dass die Hyaluronsäure-Konzentration im Gelenkknorpel im Alter zwar zunimmt, jedoch in der Molekülmasse und -größe abnimmt. Das hat zur Folge, dass die Viskosität der Gelenkflüssigkeit schwächer wird und somit weniger dickflüssig: Das erhöht die Reibung und das Gelenk nutzt sich stärker ab.[31]

> Man geht davon aus, dass Hyaluronsäure den Knochenabbau hemmt. Geschädigter und somit weicher, minderbelastbarer Knorpel kann durch eine gezielte Hyaluronsäure-Gabe wieder stabilisiert und die Belastbarkeit gesteigert werden.

Bindegewebe, Sehnen und Bänder

Unser Bindegewebe hat zahlreiche, sehr unterschiedliche Funktionen. Diese lassen sich in die Funktionsbereiche Stützen, Abwehr und Ernährung einteilen. Ihnen verdankt das Bindegewebe seinen Beinamen »Chamäleon« der Grundgewebearten (Muskelgewebe, Epithelgewebe, Nervengewebe, Bindegewebe). Es ist der vorherrschende Gewebetyp im menschlichen Körper und macht mehr als die Hälfte dessen Gewichtes aus.[32]

Bindegewebe werden nach ihrer Beschaffenheit unterschieden. Das *lockere* Bindegewebe verbindet beispielsweise unterschiedliche Gewebe, füllt Zwischenräume, schützt Organe und ermöglicht deren Verschieblichkeit, es dient Nerven und Gefäßen als Leitstruktur zu deren Zielort. Das *straffe* Bindegewebe kommt unter anderem in Sehnen, Faszien und Bändern vor. *Spezialisierte* Bindegewebe wie Speichergewebe oder Stützgewebe finden sich in Fett-, Knochen- und Knorpelgewebe.[33]

Im Bindegewebe wiederum sind Fibrozyten enthalten. Fibrozyten sind Zellen, die Eiweißfasern (das Kollagen) produzieren, die eine höhere Zugfestigkeit als Stahl besitzen: Dadurch können sie Geweben eine enorme Stabilität verleihen. Zwischen diesen Eiweißfasern befindet sich ein Gel, das es dem Gewebe ermöglicht, Gewicht zu tragen oder starke Zugkräfte auszuhalten. Ein wesentlicher Bestandteil dieser Grundsubstanz der Bindegewebe ist die Hyaluronsäure. Sie beeinflusst Aufbau von Matrix (siehe unten), Feuchtigkeitsversorgung der Gewebe und Viskosität von Flüssigkeiten. Sie gestaltet außerdem die Wechselbeziehung von Zelle zu Zelle und von Zelle zu Matrix und ist somit an Signalübertragungen beteiligt.[34]

Die extrazelluläre Matrix

Das Bindegewebe besteht aus speziellen Zellen und dem zwischenliegenden Interzellularraum. In diesem Raum befindet sich die extrazelluläre Matrix (englisch: *Extra Cellular Matrix*, kurz ECM).

Diese Matrix macht den Großteil der Substanz zwischen den Gewebezellen aus, sie kommt sowohl beim Menschen als auch bei sonstigen Säugetieren vor.[35]

Die ECM besteht neben Wasser aus verschiedenen Fasern: den reißfesten und nicht dehnbaren Kollagenfasern und den elastischen Fasern aus Elastinmolekülen. Diese Fasern sind in eine ungeformte, flüssige oder gelartige Grundsubstanz eingebettet. Die Grundsubstanz besteht aus Mehrfachzuckern wie Hyaluronsäure und Proteinen. Das verleiht ihr ein extrem hohes Wasserhaltevermögen, weswegen sie entscheidend zum Wasserhaushalt der Gewebe beiträgt.[36]

Die ECM ist ein hochkomplexes Netzwerk Hunderter Moleküle, das den Informationsaustausch zwischen Zellen ermöglicht, die keinen unmittelbaren Kontakt haben, wie Organzellen, Nervenzellen und hormonproduzierende Zellen.[37] Sie ist außerdem der Ort von Wachstum, Fortbewegung, Spezialisierung und Vermehrung der Zellen.[38]

Haut

Mit einer Fläche von durchschnittlich zwei Quadratmetern umschließt unsere Haut wie eine Schutzhülle den Körper; sie besteht von außen nach innen aus: *Oberhaut* (Epidermis), *Lederhaut* (Dermis) und *Unterhaut* (Subcutis). In ihr befinden sich 50 Prozent der körpereigenen Hyaluronsäure.

Die *Oberhaut* wird im Verlauf von 28 bis 40 Tagen jeweils neu gebildet. In ihren tiefer gelegenen Teilen erneuert sie sich laufend, in den höher gelegenen Schichten verhornt sie. Auf ihr liegt ein dünner Fettfilm aus Sekreten der Schweiß- und Talgdrüsen, er dient als Schutz vor Bakterien, Pilzen und den Umwelteinflüssen.[39] Trotz ihrer unablässigen Erneuerung bleibt auf der Oberhaut eine stabile Struktur, ein Muster vorhanden: die Linien und Falten, die als oft ungeliebte Spuren der Zeit vor allem unserem Gesicht Charakter verleihen. Mediziner bezeichnen dies als senile Atrophie der Haut.[40]

Die *Lederhaut* sorgt für hohe mechanische Festigkeit, erstaunliche Elastizität und Stabilität: Immerhin kann sie um ein Mehrfaches ihrer eigentlichen Größe gedehnt werden, ohne ihre ursprünglichen Eigenschaften zu verlieren.[41] Sie gliedert sich in eine äußere Schicht, die aus lockerem Bindegewebe, Blutgefäßen, Nervenendigungen und Sinnesrezeptoren besteht, und in eine innere Schicht, die sich unter anderem aus straffem Bindegewebe, Haarfollikeln, Schweiß- und Talgdrüsen zusammensetzt. Neben Hyaluronsäure findet sich dort auch Kollagen, zusammen sorgen sie für Straffheit, Elastizität und Feuchtigkeitsgehalt der Haut.

Die am tiefsten gelegene Schicht ist die *Unterhaut*, ein lockeres, verschiebbares und mit Flüssigkeit gefülltes Bindegewebe. Hier befindet sich auch das zu Unrecht so ungeliebte Fettgewebe, das als Wärmepolster, Nahrungsdepot und mechanischer Schutz gegen Einwirkungen wie Stoß, Druck oder Zug dient. Von der Unterhaut aus verbinden Fasern die Haut mit Knochen, Sehnen und Muskulatur.

Hyaluronsäure übernimmt also in der Haut vielfältige Aufgaben. Sie ist gleichermaßen für den Nahrungsnachschub und den Abtransport von Abbauprodukten sowie das optische Erscheinungsbild verantwortlich.

Hyaluronsäure für die Gesundheit: lindern, vorbeugen, regenerieren

Hyaluronsäure ist ein medizinisches Allround-Talent. In der Orthopädie wird sie in das von Arthrose befallene Gelenk eingebracht. Als künstlicher Tränenfilm bewahrt sie die Augen vor Austrocknung und schädigenden Umwelteinflüssen. Als Nasenspray gleicht sie Fehlfunktionen der Schleimhäute in Nase, Mund und Rachenraum aus. Sie fördert die Heilung innerer und äußerer Wunden und aktiviert die körpereigenen Heilungsprozesse bei Verletzungen. Hyaluronsäure dient unserer Gesundheit auf vielfältige Weise.

Arthrosegestresste Gelenke und Knorpel

Wenn in unseren Gelenken die Gelenkflüssigkeit (Synovia) schwindet und nicht mehr in ausreichendem Maß vorhanden ist, sind starke Schmerzen die Folge. Durch Mangel an diesem Schmiermittel wird die Knorpelsubstanz spröde, fasert sich auf, es entstehen Unebenheiten und das Gewebe ist nicht mehr glatt. Gelenkbewegungen sorgen dafür, dass diese rauen Knorpelschichten aneinander reiben und sich allmählich reduzieren. Im weiteren Verlauf kann dies bis zur Freilegung des unter dem Knorpel liegenden Knochens führen.[42]

Diese Schädigungen des Knorpels werden je nach Ausprägung beurteilt und einem Klassifikationsschema, dem *Hyaline Cartilage Lesion Classification System* (auf Deutsch: System für die Abstufung der Schäden am hyalinen Knochen), entsprechend zugeordnet, unterschieden werden grob vier Schädigungsgrade:

▸ Grad eins beginnt mit Rissen an der Knorpeloberfläche.
▸ Bei Grad zwei ist die Tiefe der Risse kleiner als 50 Prozent der Knorpeldicke.
▸ Bei Grad drei sind mehr als 50 Prozent betroffen oder die Defekte reichen bereits bis an die Knochenschicht.
▸ Grad 4 ist erreicht, wenn Knochen auf Knochen liegt, die sogenannte »Knorpelglatze«, und die Knorpelplatten aufgebraucht sind.[43]

Die Gelenke reagieren mit Schmerzen, Schwellungen oder Entzündungen auf den Knorpelschaden. Und letztlich ist es immer ein Knorpelschaden, der einer Arthrose vorausgeht.

Krankheitsbild Arthrose

Arthrose ist ein degenerativer Verschleiß, bei dem das Gelenk schmerzt und unbeweglich wird; das Knorpelgewebe kann sich nicht mehr selbst regenerieren. Es handelt sich um die weltweit häufigste Gelenkerkrankung.[44] Der Anteil von Patienten mit einer ärztlich diagnostizierten Arthrose wächst mit zunehmendem Alter. In Deutschland sind von den 18- bis 20-jährigen Frauen 1,6 Prozent erkrankt, bei den 70- bis 79-jährigen bereits 49,9 Prozent. Im Vergleich dazu steigt bei den entsprechenden männlichen Altersgruppen der Anteil von 1,8 Prozent auf 33,3 Prozent.[45]

Prinzipiell kann jedes Gelenk von Arthrose betroffen sein. Am häufigsten sind dies Knie, Hüft- und Fingergelenke, gefolgt von Sprunggelenk, Ellenbogen- und Schultergelenk. An das Gelenk grenzende Knochen, Muskeln, Kapseln und Bänder können ebenfalls geschädigt werden. Neben den Schmerzen leiden Betroffene unter Bewegungseinbußen, Behinderungen, deutlichen Einschränkungen im Alltag mit Verlust an Lebensqualität. Nach heutigem Kenntnisstand sind Arthrosen nicht heilbar.

Hyaluronsäure für die Knorpelpflege

Reduktion von Schmerz und die Verbesserung der Funktion im Bereich der betroffenen Gelenke sind zwei der wesentlichen Aspekte der Arthrosebehandlung. Hyaluronsäure kann in den frühen Schädigungsgraden zwei bis drei eingesetzt werden, Erfolge bei der Behandlung mit Hyaluronsäure stellen sich häufig nur bei beginnender Arthrose ein. Viele Orthopäden steigen beispielsweise dann in die Hyaluronsäure-Behandlung ein, wenn Schmerzmittel wie Paracetamol nicht ausreichend wirken, nicht infrage kommen oder der Zeitpunkt für eine Operation zu früh ist. Aber auch wenn Maßnahmen wie Krankengymnastik, physikalische Therapie, Ergotherapie, orthopädische Hilfsmittel oder eine Behandlung mittels Arthroskopie (Gelenkspiegelung) keine wesentliche Erleichterung gebracht haben.

Bei akut schmerzhafter und mit Schwellungen verbundener Arthrose wird vor allem *niedermolekulare Hyaluronsäure* eingesetzt, die entzündungshemmend und schmerzlindernd wirken soll. *Hochmolekulare Hyaluronsäure* erhöht durch ihre gelartige Konsistenz langfristig die Gleitfähigkeit im Gelenk und soll die Funktion des noch vorhandenen Knorpelgewebes ergänzen.

Im Wirksamkeitsvergleich siegt Hyaluronsäure

In einer großen Metaanalyse von Wissenschaftlern des Tufts Medical Center in Boston, wurden Daten von 137 durchgeführten klinischen Studien zur Therapie der Kniegelenkarthrose mit über 33 000 Probanden nachanalysiert und zusammengefasst. Man betrachtete verschiedene Wirkstoffe zur Behandlung dieser Arthrose.

Einmal oral verabreichte nicht-steroidale Entzündungshemmer (NSAID) wie Ibuprofen oder Diclofenac.

Andererseits intraartikulär, also direkt in die Gelenkhöhle gespritzte Präparate – ein cortisonhaltiger Stoff, ein wirkungsloses Scheinpräparat (Kochsalzlösung) und Hyaluronsäure.

Ergebnis der Analyse war, dass im Vergleich die Spritzen mit künstlich gewonnener Hyaluronsäure am wirksamsten gegen Schmerzen im Kniegelenk waren.

Viskosupplementation – der Dreifacheffekt

Viskosupplementation ist eine von vier möglichen therapeutischen Anwendungen von Hyaluronsäure zur Arthrosebehandlung. Hier werden Gewebeflüssigkeiten ergänzt oder ersetzt, um die Homöostase in speziellen Erkrankungsstadien wieder zu ermöglichen. Dazu gehört zum Beispiel die Ergänzung von Synovia im Gelenk bei einer schmerzhaften Gelenksentzündung, mit dem Ziel, Schmerz zu lindern und die Wundheilung in der Gelenkkapsel zu fördern.[46] Die Gabe von Hyaluronsäure gilt als klassische Substitutionstherapie: Man führt dem Körper fehlende Substanzen zu, die er für eine reibungslose Funktion benötigt:

1. Die Verabreichung von Hyaluronsäure verbessert die Knorpelernährung und wirkt knorpelschützend.
2. Sie optimiert die viskoelastischen Eigenschaften der vorhandenen Gelenkschmiere. Ihre schmierende und stoßdämpfende Wirkung wird verbessert und die mechanische Überbelastung des Gelenks verringert.
3. Bereits zerstörtes Knorpelgewebe kann zwar durch diese Spritzen ins Knie nicht wiederhergestellt werden, die Injektionen können jedoch den weiteren Abbau verlangsamen.

Fazit: Die Viskosupplementation ergänzt beziehungsweise ersetzt die natürlich in der Synovialflüssigkeit vorkommende Hyaluronsäure und stellt so die viskoelastischen Eigenschaften der Synovia teilweise wieder her. Viskosupplementation ist effektiv in der Behandlung milder bis mittelstarker Arthrose des Knies und anderer Gelenke. Nicht geeignet ist sie bei fortgeschrittener Hüftarthrose. In der Regel wird sie gut vertragen. Sie hat weniger Nebenwirkungen im Organismus und ist andauernder in ihrer Wirkung als Kortisonpräparate. Für Patienten, die Schmerzmedikamente aus der Gruppe der NSAR (nicht-steroidale Antirheumatika) nicht gut vertragen, ist Viskosupplementation nicht geeignet.[47]

Hyaluronsäure-Behandlung als Kur

Studien zeigten, dass Viskosupplementation Schmerzen reduzieren kann[48] und die Funktionsfähigkeit des betroffenen Gelenks signifikant verbessert.[49]

In einer Studie mit Patienten, die unter Arthrose der Grade eins und zwei litten, reagierten 75 Prozent positiv auf die Behandlung. Insbesondere Teilnehmer, die bereits auf die erste Injektion eine Verbesserung spürten, zeigten auch bei weiteren Injektionen positive Ergebnisse – und zwar mehr als diejenigen, die beim ersten Mal keine Veränderung feststellten. Auch Patienten über 60 Jahren reagierten eher positiv als unter 60-Jährige.[50]

Dieser Effekt hält den Studien entsprechend bis zu 26 Wochen an.[51] Die Behandlung erfolgt jeweils als Kur in Sequenzen mit ein bis fünf Injektionen in wöchentlichem Abstand. Da der Körper Hyaluronsäure abbaut, ist eine Behandlung nicht beliebig lange wirksam. Sechs Monate nach dem ersten Behandlungszyklus kann ein zweiter folgen und erneut Hyaluronsäure gespritzt werden.

Die Hyaluronsäure-Injektion ins Gelenk

Eine weitere Möglichkeit, Gelenkarthrose und vor allem deren Schmerzen zu behandeln, ist die direkte, *intraartikuläre* Injektion von Hyaluronsäure in die betroffene Gelenkhöhle, zum Beispiel ins Kniegelenk oder obere Hüftgelenk. Auch bei verletzungsbedingter Arthrose bringt diese Behandlung schnelle Schmerzlinderung und ermöglicht die rasche Wiederaufnahme der vorherigen Aktivitäten.

Hyaluronsäure als Präparat

Seit 1997 bereits wird Hyaluronsäure in Gelenke injiziert, damals wurde diese Behandlung von Arthrose im Knie durch die amerikanische Arzneimittel-Zulassungsbehörde FDA (United States Food and Drug Administration) genehmigt.[52]

Zurzeit sind verschiedene Präparate auf dem deutschen Markt, denen verschiedene Wirkprinzipien zugrunde liegen: ein pharmakologisches Wirkprinzip (zum Beispiel zur Wundheilung) oder ein physikalisches Wirkprinzip (als Puffer im Gelenk). Dementsprechend wird Hyaluronsäure in rezeptpflichtigen Fertigspritzampullen als Arzneimittel (zum Beispiel Hyalart®) oder als nicht rezeptpflichtiges Präparat (zum Beispiel Hya-Ject® Fertigspritze) angeboten.

Sind kleinere Gelenke wie zum Beispiel das Daumensattelgelenk der Hand, das Großzehengrundgelenk (*Hallux rigidus*) des Fußes bei Versteifung oder die Großzehe bei X-förmiger Abknickung (*Hallux valgus*) betroffen, werden im Allgemeinen pro Injektion 10 Milligramm Hyaluronsäure in einem Milliliter isotonischer Lösung eingesetzt. Bei großen Gelenken wie Knie-, Hüft- oder Schultergelenk verdoppelt sich die Menge auf 20 Milligramm Hyaluronsäure in zwei Millilitern isotonischer Lösung.

Behandlungskosten

Die Kosten einer Injektionsbehandlung hängen vom jeweils angewandten Präparat ab und liegen zwischen 40 und 80 Euro pro Injektion. Eine Behandlungsserie von drei bis fünf Injektionen kann folglich zwischen 120 und 400 Euro kosten. Werden Hyaluronsäure-Präparate in die Gelenkhöhle injiziert, gehört die Behandlung nicht zu den Regelleistungen der Gesetzlichen Krankenkassen (GKV). Sie werden als Individuelle Gesundheitsleistungen (IGeL) von Orthopäden oder Allgemeinmedizinern angeboten und müssen vom Behandelten selbst übernommen werden.[53] Die privaten Kassen unterstützen die Therapie.

Mögliche Risiken der Behandlung

Eine Hyaluronsäure-Behandlung ist weitgehend ungefährlich. Unter Umständen können Gelenkschwellungen, Ergüsse, Gelenkschmerzen, Hitzegefühl und Rötung auftreten. Das Auflegen eines Eisbeutels auf das behandelte Gelenk für fünf bis zehn Minuten reduziert diese möglichen Begleiterscheinungen. Grundsätzlich jedoch bergen Injektionen in ein Gelenk ein Risiko für Infektionen. Diese können zu einer akuten Gelenkentzündung führen und eine sogenannte Pseudogicht auslösen, mit plötzlichen, schmerzhaften Schwellungen an einem oder mehreren Gelenken und einem Verlauf von einigen Tagen bis zu drei Wochen.[54] Eine Injektions-Therapie sollten Sie daher nur von besonders erfahrenen Ärzten durchführen lassen.

Gegenanzeigen[55]

Wann sollte auf eine Hyaluronsäure-Injektion ins Gelenk (intraartikulär) verzichtet werden?

- ▶ während Schwangerschaft und Stillperiode
- ▶ bei Gelenkentzündung oder -infektion (auch bei Verdacht darauf)
- ▶ bei Blutstrominfektion (»Blutvergiftung«)
- ▶ bei einer Hauterkrankung an der vorgesehenen Einstichstelle
- ▶ im Kindesalter
- ▶ bei Störungen der Blutgerinnung
- ▶ bei medikamentöser Behandlung zur Hemmung der Blutgerinnung
- ▶ bei Flüssigkeit im Gelenk (Ergussbildung)
- ▶ bei Geflügelallergie (bei Präparaten aus Hahnenkämmen)

Eine mögliche Alternative: Hyaluronsäure zum Einnehmen

Wer dem Krankheitsprozess der Arthrose präventiv entgegenwirken will, kann auf Hyaluronsäure in Nahrungsmittelergänzungen zurückgreifen, zum Beispiel Kapseln, Tabletten und Trinkampullen. In dieser Form hat Hyaluronsäure nicht den Status eines Arzneimittels, sondern eines Nahrungsergänzungsmittels oder als ergänzend bilanzierte Diät. Diese Präparate unterliegen nicht dem Arzneimittelgesetz, das heißt, sie müssen keinen Nachweis ihrer Wirksamkeit erbringen.

Wie ist die orale Aufnahme von Hyaluronsäure nun zu bewerten? Die Meinungen über Einfluss und Wirkung von Nahrungsergänzungsmitteln sind kontrovers. Ein direkter Vergleich dieser Mittel ist aufgrund ihrer Verschiedenheit schwierig,[56] denn als begleitende Maßnahme der Arthrose-Behandlung wird in der Regel keine Reinsubstanz, sondern ein Wirkstoffkomplex eingesetzt, der neben Hyaluronsäure als Bestandteil der Gelenkflüssigkeit weitere Inhaltsstoffe wie Chondroitin- oder Glucosaminsulfat (beides Bausteine des Gelenkknorpels), Vitamine, Minerale und Spurenelemente enthält.

Die Wirkung, so die Kritiker, ganz gleich ob Linderung von Schmerzen in den Gelenken oder Vorbeugung eines Verschleißes das Ziel ist, sei bislang zu wenig erforscht[57] beziehungsweise in Studien in zu geringem Maße belegt. Zudem bestünden kaum Unterschiede zwischen Hyaluronsäure- und Placebosupplementen.[58]

Dennoch kamen einige Studien zu dem Schluss, dass Hyaluronsäure-Kapseln, -Tabletten oder -Granulate bei Patienten mit einer leichten Kniearthrose sinnvoll sein können. Die Präparate linderten sanft den Schmerz, ohne Nebenwirkungen zu verursachen, und verhinderten eine Verschlechterung des Zustandes.

Japanische Wissenschaftler zum Beispiel konstatierten in einer großen Übersichtstudie, in der sie klinische Untersuchungen zur oralen Hyaluronsäure-Anwendung in den USA, Japan und Spanien verglichen, die zwischen 2008 und 2015 durchgeführt wurden, eine positive Wirkung.[59] Hierbei wurden mit Hyaluronsäure von über 97 Prozent Reinheitsgrad in folgenden Gaben und Anwendungszeiträumen positive Ergebnisse in Schmerzlinderung und Gelenkbeweglichkeit erzielt:

- täglich 200 Milligramm Hyaluronsäure, acht Wochen lang,
- täglich 240 Milligramm Hyaluronsäure, acht Wochen lang,
- täglich 240 Milligramm Hyaluronsäure, 12 Wochen lang.

Eine Dosierungsempfehlung

Hyaluronsäure sollte zwischen den Mahlzeiten eingenommen werden. Als durchschnittliche Dosierungsempfehlung gelten 50 bis 100 Milligramm Hyaluronsäure pro Tag:[60]
- bei degenerativen und/oder entzündlichen Gelenkerkrankungen,
- zum Erhalt und Wiederaufbau von Knorpelstrukturen, zur Verbesserung der Gelenksfunktionen,

▶ präventiv zum Erhalt des Knorpelgewebes und der Gelenkfunktionen bei Belastung sowie bei Leistungs- und Hochleistungssportlern.

Bei der Einnahme von Tabletten et cetera benötigt der Körper länger, bis der Inhaltsstoff kontinuierlich ins Bindegewebe und in die Zellen gelangt. Empfohlen wird daher eine Kur über mindestens sechs bis neun Wochen.

Heilung von Wunden und Verbrennungen

Wundheilung ist ein komplexer Vorgang, denn zwischen Wunde, Blut, extrazellulärer Matrix und Zellen, die an der Wundheilung beteiligt sind, besteht eine dynamische Gegenseitigkeit – Hyaluronsäure übernimmt in diesem Gefüge eine Schlüsselfunktion.[61] Sie versorgt nicht nur das Bindegewebe mit viel Feuchtigkeit, sie unterstützt ebenfalls die Wundreinigung, fördert die Neubildung von Bindegewebsfasern und wirkt der Narbenbildung entgegen.

Als Therapeutikum im Rahmen der Wundheilung wird sie als Bestandteil von Cremes, Gelen, Sprays oder Wundauflagen verwendet. Sie ist rezeptfrei erhältlich oder bei medizinischer Notwendigkeit zulasten der GKV verordnungsfähig.[62]

Erneuerung der Haut

Unsere Haut ist in der Lage, Verletzungen aus eigener Kraft zu heilen. Bereits wenige Minuten nach der Schädigung startet der Wundheilungsprozess, um die offene Stelle unverzüglich zu schließen. Körpereigene Zellen, zum Beispiel die sogenannten Makrophagen (Fresszellen), verdauen zerstörtes Gewebe und Keime und reinigen damit die Wunde bis zu einem gewissen Grad. Die bereits erwähnten Fibroblasten (Zellen des Bindegewebes) errichten ein provisorisches Gewebe aus Kollagen und Hyaluronsäure und schließen so die Wunde zunächst mit Schorf. Unter dem Schorf beginnt die Wunde zu heilen, bis dieser verschwindet und die Haut vollständig regeneriert ist.

Wundheilung gilt als einer der komplexesten biologischen Prozesse: Von der Blutgerinnung über das Wiederherstellen des Gewebes bis zur Narbenbildung umfasst sie fein aufeinander abgestimmte Stufen der Heilung, die den Schaden schnellstmöglich beheben. Wie gut das funktioniert und wie schnell eine Hautverletzung heilt, hängt von verschiedenen Faktoren ab: Wie groß und wie tief ist die Wunde? Wodurch ist sie entstanden? Wieviel Gewebe wurde zerstört?

Je nach Art der Verletzung unterscheidet man drei Formen der Wundheilung: *primäre, sekundäre* und *regenerative* Wundheilung: Die *primäre Wundheilung* läuft schnell und unkompliziert innerhalb von drei bis sechs Tagen ab. Die *sekundäre Wundheilung* tritt bei großflächigen und komplizierten Wunden ein, bei denen Hautgewebe fehlt; zum Beispiel nach Hundebiss, starker Verbrennung oder einem tiefen Druckgeschwür. Die Heilung kann Wochen bis Monate andauern, während dieser Zeit ist die Wunde sehr anfällig für Infektionen. Die *regenerative Wundheilung* findet sich bei Wunden ohne Narbenbildung, da sich die Haut regeneriert und keine sichtbaren Narben zurückbleiben; zum Beispiel bei oberflächlichen Verletzungen wie Schürfungen.

Basis für den Heilungserfolg

Die Verwendung von Hyaluronsäure bei der Wundheilung, vor allem bei großen, schlecht heilenden Wunden, zeigt sehr gute Behandlungserfolge. Eine systematische Prüfung und Nachanalyse von neun randomisierten, kontrollierten Studien (das sind sehr aussagekräftige und verlässliche Studien, die jeweils mit einer Experimentalgruppe, die den Wirkstoff erhält, und einer Kontrollgruppe, die ein Placebo bekommt, arbeiten) wurde 2012 von Forschern der Universität Boston durchgeführt. Sie werteten den Nutzen von Produkten auf Hyaluronsäure-Basis für den Heilungserfolg bei Verbrennungen, operativen Eingriffen im Haut- und Schleimhautgewebe und chronischen Wunden aus und kamen zu dem Ergebnis, das Hyaluronsäure in der Mehrzahl der Tests die Wundheilung erheblich verbesserte, sowohl was die komplette Heilung betraf als auch die deutliche Reduzierung der Wundgröße.[63]

Die positive Wirkung der Hyaluronsäure

Das »Reparaturteam«, das die Haut schnellstmöglich heilt, setzt sich aus verschiedenen Zellen zusammen, die sich zum Teil direkt an der Wunde befinden oder während der einzelnen Wundheilungsphasen über das Blut dorthin gelangen. Diese Reparatur umfasst vier Phasen, die aufeinander aufbauen, sich zeitlich einander anschließen und teilweise auch überschneiden.[64] Eines haben sie gemeinsam: In allen Phasen ist die Hyaluronsäure aktiv, denn als Bestandteil des Wundsekretes der heilenden Wunde ist sie biokompatibel und hat keinen nachteiligen Einfluss.[65]

Schritt eins, die Exsudationsphase, setzt im Moment der Verletzung ein und hält ein bis acht Stunden nach der Verletzung an. Die Resorptionsphase, Schritt zwei, dauert vom ersten bis etwa vierten Tag an. Schritt drei, die Proliferationsphase, schließt sich von Tag drei bis zehn an und geht in die Reparationsphase über die vom siebten Tag an beginnt und bis zu mehreren Monaten anhalten kann. In jeder dieser Phasen finden komplexe Prozesse statt, die nun vereinfacht dargestellt sind.

Phasen der Wundheilung

Exsudationsphase

Bereits kurz nach ihrem Entstehen füllt sich die Wunde mit Wundsekret, einer Flüssigkeit aus Blut und Gewebewasser – dem *Exsudat*. Darin ist der Gerinnungsfaktor Fibrinogen enthalten, der die Blutgerinnung einleitet und die Blutung stoppt. Fibrinogen bindet Hyaluronsäure, die das Gerinnsel gleichzeitig lockert und stabilisiert. Hyaluronsäure schafft durch ihre hydratisierenden Eigenschaften ein optimales Wundbett. Sie fördert den natürlichen Heilungsprozess und schützt das neu entstehende Gewebe.[66]

Resorptionsphase

Bakterien werden von Zellen der körpereigenen Abwehr ausgeschaltet und abgestorbenes Gewebe abgeräumt: In dieser Phase erfolgt die Wundreinigung und Infektabwehr. Die Hyaluronsäure-Produktion nimmt zu. Dabei sendet die Hyaluronsäure gleichzeitig Signale zur Förderung von Zellteilung und -neuwachstum und regt die Neubildung von Blutgefäßen an.

Proliferationsphase

Granulationsgewebe mit einer hyaluronsäurereichen Matrix entsteht. Dieses vorübergehende Gewebe mit körnigem Aussehen polstert die Wunde und bildet die Grundlage für neu entstehende Haut. Der Durchmesser der Wunde verkleinert sich allmählich um etwa ein bis zwei Millimeter pro Tag.

Reparationsphase

Durch die Zunahme von Nähr- und Sauerstoff wird die Wundsituation verbessert. Ausgehend von den Wundrändern kommt es zu einer Neubildung des Gewebes.

Das endgültige Narbengewebe entsteht und wird mit der Zeit stabiler. Die hyaluronsäurereiche Matrix kann nun die Einlagerung von Kollagen reduzieren und zu einer Verringerung der Narbenbildung führen.

Hilfe für Problemwunden

Problemwunden sind schlecht heilende, chronische Wunden, die in der Regel von Wundschmerz begleitet werden. Eine Wunde gilt dann als chronisch, wenn sie trotz fachgerechter Versorgung innerhalb von vier bis zwölf Wochen keine Heilungstendenzen zeigt. Bis zu fünf Millionen Menschen in Deutschland leiden an solchen chronischen Wunden, zum Beispiel nach großflächigen Verbrennungen. Zu den häufigsten Formen gehören jedoch das Druckgeschwür (*Dekubitus*), ein offenes Bein (*Ulcus cruris*) oder ein diabetischer Fuß.[67]

Hyaluronsäure wird bei Problemwunden in Wundauflagen oder als Hautersatz verwendet, auf dem Markt sind beispielsweise die rezeptfreien Produkte Hyalofill® oder Hyalomatrix®. Von Vorteil ist, dass Hyaluronsäure mit anderen natürlich vorkommenden Substanzen wie dem keimhemmenden Chitosan, Gelatine oder Kollagen kombiniert werden kann und somit eine bessere Funktionalität aufweist.[68]

Hyaluronsäure wirkt im Bereich der Wundversorgung:

▶ als Hydrogel in Wundverbänden, das antibakterielle und antientzündliche Wirkstoffe in die Wunde transportiert[69],

▶ in Hydrokolloid-Wundverbänden, die mit dem Wundsekret zu einem Gel aufquellen und ein heilungsförderndes Wundmilieu bilden[70],

▶ in Fibrin-Vliesen[71], die den körpereigenen Reparaturmechanismus optimieren,

▶ kombiniert mit Alginaten als ein Gel, das die Wunde feucht hält[72].

▶ Außerdem kann Hyaluronsäure mit Antiseptika wie Jod kombiniert werden, um die bakterielle Belastung der Wunde zu reduzieren[73].

Benetzungsmittel für trockene Augen

Bereits seit Ende der 1970er-Jahre wird Hyaluronsäure in der Augenchirurgie eingesetzt.[74] Dank ihrer wasserbindenden und viskoelastischen Eigenschaften kann sie bei Eingriffen am Auge unterschiedlichste Aufgaben übernehmen: Sie schützt Gewebe und Zellen vor mechanischen Verletzungen. Sie schafft Raum in der vorderen Augenkammer und erhält diese aufrecht, beispielsweise während der Entfernung einer eingetrübten Linse und beim Einsetzen der künstlichen Augenlinse. Sie kann Verklebungen lösen, Gewebe bewegen oder zurückverlagern. Nach der Operation vermindert sie effektiv örtliche Blutungen.[75]

Von besonderer Bedeutung ist Hyaluronsäure allerdings bei der Behandlung des sogenannten »trockenen Auges«. Das »trockene Auge«, die *Keratokonjunktivitis sicca*, ist eine der häufigsten Augenerkrankungen,[76] ihr Vorkommen steigt im Alter signifikant an.[77] Es handelt sich um die unzureichende Benetzung von Hornhaut und Bindehaut mit Tränenflüssigkeit (Syndrom des trockenen Auges) kombiniert mit der Entzündung von Hornhaut (Keratitis) und Bindehaut (Konjunktivitis). Brennen und Jucken, ein Fremdkörpergefühl im Auge sowie Müdigkeit, Rötung der Bindehaut, Lidrandentzündung oder Tränen sind mögliche Anzeichen. Aus dieser Reizung und Rötung samt mangelhafter Benetzung des Auges mit Tränenfilm können sich kleinere Verletzungen an Hornhaut oder Bindehaut entwickeln, die bis hin zur Sehminderung führen können. Durch frühzeitige und richtige Behandlung – zum Beispiel durch Anwendung von Benetzungsmitteln – lassen sich Schädigungen an der Augenoberfläche und am Auge vermeiden.

Bedeutung der Hyaluronsäure in der Tränenflüssigkeit

In der Tränenflüssigkeit unserer Augen ist die Viskoelastizität der Hyaluronsäure von besonderer Bedeutung. Alle fünf bis zehn Sekunden[78] verteilt sie unser Lidschlag gleichmäßig über das Auge. Zwischen den Lidschlägen verbleibt die Hyaluronsäure in einem Ruhezustand, ihre Moleküle sind in einer ungeordneten, verwickelten Struktur und bilden ein relativ hoch viskoses Gel mit schützenden, elastischen Eigenschaften. Beim Lidschlag löst sich diese Knäuelstruktur zugunsten einer ausgerichteten Struktur, die den Molekülen erlaubt, sich frei aneinander vorbei zu bewegen. Die Viskosität der Tränenflüssigkeit nimmt damit ab und die Flüssigkeit verteilt sich gleichmäßig über die Augenoberfläche. Beim offenen Auge nehmen Viskosität und damit die Verweildauer der Hyaluronsäure auf dem Auge wieder zu.

Die normale Lidschlagfrequenz, beispielsweise während eines Gesprächs, beträgt etwa 15,5 bis 13,7 Lidschläge pro Minute. Beim Lesen und bei Computerarbeit ist sie bis auf 5,3 bis 4,5 Lidschläge pro Minute deutlich reduziert – das begünstigt die Verdunstung der Tränenflüssigkeit und die Trockenheit des Auges.[79]

Mehr als eine salzige Körperflüssigkeit

Die Augen produzieren durchschnittlich einen halben bis einen Milliliter Tränenflüssigkeit pro Tag.[80] Dieser wenige hundertstel Millimeter dicke Tränenfilm ist für eine optimale Sehfunktion notwendig. Durch den Lidschlag wird er auf der Hornhaut (Cornea), die den vorderen Augenabschnitt umkleidet, verteilt. Er besteht aus Lipidschicht, wässriger Schicht und Muzinschicht. Jede dieser drei Schichten übernimmt eine andere Funktion:[81]

1. Die äußerste Schicht des Tränenfilms, die fetthaltige *Lipidschicht*, verhindert Verdunstung und bildet eine glatte Oberfläche.

2. Die mittlere *wässrige Schicht*, dient dem Abtransport von Fremdkörpern und versorgt die Hornhaut mit Nährstoffen und Enzymen.

3. Die innerste Schicht, die schleimhaltige *Muzinschicht*, besitzt direkten Kontakt mit der Hornhaut, sie bietet Untergrund und Halt für die wässrige Schicht.

Sobald dieser Tränenfilm instabil wird und sich abbaut, werden die Augen als trocken empfunden. Und er kann seine Hauptaufgaben nicht mehr erfüllen:

▶ die Oberfläche des Auges fetten und befeuchten,

▶ die Hornhaut mit Nährstoffen und Sauerstoff versorgen,

▶ Bakterielle Infektionen verhindern,

▶ das Auge vor Schmutzpartikeln schützen.[82]

Was macht Augen trocken?

Trockene Augen sind eine Benetzungsstörung am Auge. Diese Störung kann vorübergehend auftreten, zum Beispiel nach einer längeren Autofahrt – sie kann jedoch im Einzelfall, etwa nach einem Eingriff am Auge, einer Katarakt- oder Glaukom-Operation zum Beispiel, bis zu einem Jahr anhalten. Grundsätzlich gibt es vielfältigste Auslöser. Zu ihnen zählen:

▶ *äußere Einflüsse* wie trockene Hitze, Klimaanlagen, Staub und Rauch,

▶ *biologische Ursachen* wie altersabhängige Reduzierung der körpereigenen Tränenproduktion,

▶ eine Destabilisierung des Tränenfilms durch das Tragen von Kontaktlinsen oder Bildschirmarbeit und Benutzung von Smartphones,

▶ Hormonelle Veränderungen zum Beispiel in den Wechseljahren,

▶ *Erkrankungen* wie Rosazea (eine chronisch-entzündliche Hauterkrankung), Allergien oder Diabetes; sie können die Tränenqualität beeinflussen, aber auch Autoimmunerkrankungen wie Gelenkrheumatismus, Lupus erythematodes (Schmetterlingsflechte) oder das Sjögren-Syndrom, bei dem die Tränen- und Speicheldrüsen entzündet sind.

Trockene Augen brauchen eine spezifische Behandlung

Hyaluronsäure schafft Erleichterung bei gereizten und trockenen Augen. Als Bestandteil von Augenbefeuchtungsmitteln ermöglicht sie eine hohe Viskosität dieser Tropfen und dient der Bildung eines stabilen Tränenfilms – ohne das Sehen zu beeinträchtigen. Am Auge bildet Hyaluronsäure einen schützenden Film und verringert die Reibung zwischen Augenlid und Hornhaut.

Zusätzlich haftet Hyaluronsäure an der Augenoberfläche und sorgt so für eine lange Verweildauer im Auge; es muss seltener nachgetropft werden. Ihre Konzentration in der Tropfenlösung steigert ebenfalls die wundheilungsfördernde Wirkung. Je stärker und belastender die Krankheitsanzeichen sind, desto höher sollte also die Viskosität der Lösung sein. Für die anfängliche Behandlung trockener Augen empfiehlt sich eine weniger zähflüssige (also niederviskose) Tränenersatzflüssigkeit. Zur Steigerung der Wirkung bieten sich im nächsten Schritt zähflüssige (hochviskose) Tropfen an, die deutlich länger auf der Augenoberfläche verbleiben und nachhaltiger befeuchten. Wenn sich die Symptome nach zwei bis drei Tagen nicht bessern, sollte ein Augenarzt aufgesucht werden.

Augenbefeuchtungstropfen mit Hyaluronsäure

Augenbefeuchtungsmittel sollten regelmäßig und nicht nur bei Beschwerden angewendet werden. Unkonservierte Präparate sollten bevorzugt werden, vor allem wenn sehr häufig getropft wird.

> Die Kosten für Befeuchtungsmittel muss der Anwender in der Regel selbst übernehmen. Die Krankenkassen zahlen nur in Ausnahmefällen wie beispielsweise beim Sjögren-Syndrom, einer chronischen Autoimmunerkrankung, die unter anderem mit fehlendem Tränensekret einhergeht.

In der folgenden Tabelle finden Sie eine Übersicht von Augentropfen mit unterschiedlicher Hyaluronsäure-Konzentration für leichte bis chronische Anzeichen trockenen Auges. Mögliche Nebenwirkungen der genannten Präparate sind in sehr seltenen Einzelfällen Überempfindlichkeitsreaktionen gegen einen der Inhaltsstoffe. Sie äußern sich etwa in Brennen oder Tränenfluss, klingen aber nach Absetzen des Präparates direkt ab.

Produktbeispiele für Augenbefeuchtungsmittel:

HANDELS-NAME/HERSTELLER	KONZENTRATION HYALURONSÄURE	KONSERVIERUNGSMITTEL	EINZELDOSIS EDO/ MEHRDOSIS MDO, UVP/AVP	KONTAKTLINSEN HART/WEICH VERTRÄGLICH	ANWENDUNG/ MINIMAL-DOSIERUNG
Artelac Splash® Dr. Gerhard Mann chem.-pharm. Fabrik GmbH, Berlin MDO[83] EDO[84]	MDO: 2,4 mg/ml EDO: 2 mg/ml	nein	MDO, 1x10 ml, 14,95 € EDO, 10x0,5 ml, 8,29 €	hart/weich	Lösung bei müden, gestressten, brennenden und/oder tränenden Augen nach Bedarf
Hylan® [85] Pharma Stulln GmbH, Stulln	0,15 mg/ml	nein	EDO, 10x0,65 ml, 7,50 €	hart/weich, Kontaktlinsen vor dem Eintropfen herausnehmen und frühestens nach 30 Minuten wieder einsetzen	Lösung für leichte und hartnäckige Beschwerden 4x1 Tropfen täglich

HYLO-COMOD® [86] Arzneimittel GmbH, Saarbrücken	1 mg/ml	nein	MDO, Pumpensystem (»Continous Monodose«- COMOD System), 1x10 ml, 14,95 €	hart/weich, kann während des Tragens von Kontaktlinsen angewandt werden	Lösung bei mäßigen bis mittelschweren Symptomen der Augentrockenheit 3x1 Tropfen täglich
HYLO®-FRESH[87] URSAPHARM Arzneimittel GmbH, Saarbrücken	0,3 mg/ml	nein	MDO, Pumpensystem, 1x10 ml, 9,95 €	hart/weich, nach dem Einsetzen von Kontaktlinsen mit dem Eintropfen etwa 30 Minuten warten	Lösung für gelegentlich gestresste, gereizte, gerötete oder brennende Augen 3x1 Tropfen täglich
HYLO®-GEL[88] URSAPHARM Arzneimittel GmbH, Saarbrücken	2 mg/ml	nein	MDO, Pumpensystem 1x10 ml, 15,95 €	hart/weich, kann während des Tragens von Kontaktlinsen angewandt werden. Schlieren verschwinden durch Lidschlag.	Lösung bei chronisch trockenen Augen 3x1 Tropfen täglich
Vismed® GEL[89] TRB Chemedica AG, Feldkirchen	3 mg/ml	nein	EDO, 20x0,45 ml, 12,95 €	hart/weich, kann während des Tragens von Kontaktlinsen angewandt werden	Lösung zur Linderung von hartnäckigen Beschwerden bei subjektiv empfundenem Trockenheitsgefühl, brennenden und müden Augen ohne Krankheitswert nach Bedarf 1x1–2 Tropfen

Vismed® light [90] TRB Chemedica AG, Feldkirchen	1 mg/ml	ja	MDO, 1x15 ml, 7,80 €	hart/weich	bei leichten Beschwerden nach Bedarf 1x1–2 Tropfen

Schönheit ohne OP: Hyaluronsäure in der ästhetischen Medizin

Sinnlich volle Lippen, faltenlose Haut, ein ansprechendes Gesichtsvolumen: Mit Hyaluronsäure lassen sich Schönheitsideale verwirklichen. Dafür kommen minimalinvasive Verfahren ebenso zum Einsatz wie hochwertige Kosmetika oder Nahrungsmittelergänzungen – in jedem Fall verhilft Hyaluronsäure zu Wohlgefühl und einem frischen, verjüngten Aussehen. Das Ergebnis bleibt für eine ganze Weile erhalten; dann macht der körpereigene Abbau der Hyaluronsäure erneute Korrekturen nötig.

Filler

Dermale Füllsubstanzen, Hautfüller oder schlicht »Filler« sind in der ästhetischen Medizin eine Möglichkeit, der Haut minimalinvasiv Volumen zu verleihen, die Konturen des Gesichts vor allem im Wangen- und Kinnbereich zu verändern und Falten aufzufüllen. Der Begriff »minimalinvasiv« beschreibt Techniken, die ohne Operation auskommen.

Ihre Anwendung gilt als anerkannte Methode zur sanften, unblutigen Hautauffrischung.

Möglichkeiten sanfter Korrektur

Bei wenig ausgeprägten Falten können *Kosmetika* mit Inhaltsstoffen wie Hyaluronsäure, aber auch Retinoiden (Vitamin-A-Säuren) oder Antioxidantien eingesetzt werden.

Sollen tiefere Falten minimalinvasiv aufgepolstert oder das Hautbild nachhaltig optisch verjüngt werden, sind Behandlungen, bei denen *Weichteilimplantate* mit Füllmaterialien aus Hyaluronsäure eingespritzt werden, das Mittel der Wahl.[91] Bereiche, die hauptsächlich mit Filler-Injektionen behandelt werden, sind Gesicht, Hals und Hände. Bei der Falten- oder Narbenbehandlung, Faltenunterspritzung, Lippenverschönerung, Volumenformung und Gesichtskonturierung dienen Filler dazu, Defekte der Haut und des Unterhautgewebes zu unterpolstern: Falten werden angehoben und geglättet und das fehlende Volumen wiederhergestellt. Filler können weder jünger noch schöner machen, die behandelte Haut wird jedoch ebenmäßiger und frischer aussehen; ebenso bei einer Volumenbehandlung. Der Effekt tritt sofort ein und hält für eine gewisse Zeit an.

Behandlung und Behandlungskosten

Das Einbringen von Fillern zählt heute zu den am häufigsten durchgeführten ästhetisch-medizinischen Eingriffen: Filler erzielen unmittelbare Ergebnisse, verursachen relativ wenig Nebenwirkungen und Patienten benötigen nur eine kurze Regenerationsphase nach dem Eingriff. Die Deutsche Gesellschaft für Ästhetisch-Plastische Chirurgie, DGÄPC, kommt in ihrer jährlich durchgeführten bundesweiten Patienten-befragung für das Jahr 2016 zu dem Ergebnis, dass nicht-invasive Methoden wie die klassischen Injektionstherapien eine zunehmend wichtige Rolle spielen. Fast jede fünfte ästhetische Behandlung in Deutschland ist eine Hyaluron-säure-Unterspritzung. Zusammen mit der nächsthäufigen Faltenbehandlung mit Botulinumtoxin machen diese The-rapien insgesamt mehr als 40 Prozent aller Behandlungen auf dem Gebiet der sogenannten sanften Korrekturen aus.[92]

Grundsätzlich darf in Deutschland jeder approbierte Arzt dermale Filler wie Hya-luronsäure spritzen. Kosmetikerinnen ist die Injektion von Hyaluronsäure unter-sagt, Heilpraktiker dürfen ausschließlich Hyaluronsäuren ohne Lidocainzusatz injizieren. Die DGÄPC empfiehlt Patienten, die sich nach wichtigen Qualitäts-merkmalen eines Arztes, der ästhetische Behandlungen anbietet, erkundigen, vor allem auf dessen fachärztliche Qualifikation, Erfahrung sowie eventuelle Spezialisierungen zu achten.

Negative Auswirkungen lassen sich weitgehend vermeiden, indem man einen gut geschulten Spezialisten aufsucht, der das beste Produkt verwendet, therapeutische Indikationen und Gegenanzeigen beachtet und die ordnungsgemäßen aseptischen Injektionsverfahren einhält. Ein erfahrener Arzt sucht den entsprechenden Filler zu der jeweiligen Aufgabe, gegen feine Fältchen, tiefe Falten oder für Volumenaufbau. Die Kosten einer Faltenbehandlung setzen sich in Deutsch-land aus Beratungsgespräch, Arzthonorar, Materialien und Mehrwertsteuer zusammen. Für das Jahr 2016 belief sich der statistische Mittelwert auf 355 Euro für eine Faltenunter-spritzung.[93] Nach Angaben der Deutschen Gesellschaft für

Ästhetisch-Plastische Chirurgie kostet eine Faltenunterspritzung je nach Füllmaterial etwa zwischen 200 und 500 Euro, abhängig von dem verwandten Material und der Menge. Für eine anhaltende Reduktion der Falten empfiehlt die DGÄPC, sich alle vier bis acht Monate nachbehandeln zu lassen.[94]

Bezahlt das die Krankenkasse? Da Verfahren zur Gesichtsverjüngung von den Krankenkassen als rein kosmetische Therapien angesehen werden, das heißt als Leistungen, die über das Maß der »ausreichenden Behandlung« hinausgehen, werden sie im Allgemeinen nicht übernommen. Bei entstellenden Akne- oder Unfallnarben gelten eventuell Ausnahmeregelungen.

Verschiedene Filler zur Injektionen

In der ästhetischen Medizin lassen sich grundsätzlich drei Arten von Fillern unterscheiden: permanente, semi-permanente und temporäre Filler.

Permanente Filler bestehen in der Regel aus Kunststoffmaterial wie Polyacrylamid, aus Kunststoff-Kollagen-Mischungen oder Kunststoff-Hyaluronsäure-Mischungen. Sie können dauerhaft, das heißt auf jeden Fall länger als zwei Jahre in der Haut verbleiben. Sie sind biologisch nicht abbaubar und werden vom Organismus nicht resorbiert. Noch vor wenigen Jahrzehnten lagen sie in der kosmetischen Dermatologie im Trend. Permanent-Filler, die sich im Körper nicht abbauen, werden heute in Deutschland kaum noch verwendet. Zu hoch ist das Risiko von Komplikationen, die auch Jahre und Jahrzehnte nach der Behandlung noch auftreten können. Das sind zum Beispiel bleibende Knötchen, Verschiebungen, wiederkehrende Entzündungen, Schwellungen, Allergien oder gar Geschwüre.[95]

Semi-permanente Filler enthalten vom Körper abbaubare und nicht-abbaubare Bestandteile. Diese bleiben durchschnittlich 18 Monate in oder unter der Haut. Es handelt sich um Zubereitungen aus verschiedenen Substanzen. Auch von der Verwendung semi-permanenter Filler zur minimalinvasiven Faltenbehandlung wird heute allgemein abgeraten.

Temporäre Filler bestehen aus körpereigenen oder körperidentischen Stoffen. Sie sind biologisch abbaubar und werden innerhalb von mehreren Wochen, spätestens aber nach etwa 12 Monaten von körpereigenen Enzymen nach und nach über normale Stoffwechselprozesse abgebaut und mit der Lymphflüssigkeit ausgeschwemmt. Wer eine anhaltende Reduktion der Falten anstrebt, muss die Behandlung daher alle vier bis acht Monate auffrischen lassen. Die gebräuchlichste Substanzklasse sind verschiedenartig bearbeitete und vernetzte Hyaluronsäuren; bis Ende der 1990er-Jahre nutzte man auch Kollagene. Neuerdings nimmt auch die Verwendung von Fillern aus körpereigenem Material wie Plasma aus Eigenblut und Eigenfett zu.

Filler auf Hyaluronsäure-Basis

Für Injektionen präparierte Hyaluronsäure wird überwiegend biotechnisch hergestellt. Eine allergische Reaktion ist bei diesen synthetischen Präparaten so gut wie ausgeschlossen.

Zurzeit sind mehrere Produkte auf Hyaluronsäure-Basis für unterschiedliche Anforderungen der Augmentation (Unterspritzung) erhältlich. Sie sind besonders geeignet für die Faltenbehandlung mit Hyaluronsäure bei zarteren Fältchen wie Krähenfüßen oder Oberlippenfältchen und mittleren bis tieferen Falten wie Stirnfalten und Falten um Nase oder Mund. Zusätzlich sind die heutigen Hyaluronsäure-Produkte zum Auffüllen von Lippen, zur Straffung der Ohrläppchen, zum Heben der Augenbrauen und zur Nasenkorrektur geeignet.

Die diversen Hyaluronsäure-Filler unterscheiden sich in der Länge ihrer Polymerketten, dem Gehalt an Hyaluronsäure, der Gelkonsistenz, -härte und -viskosität. Ihre Löslichkeit in Wasser variiert ebenso wie ihr Vernetzungsgrad und die Größe ihrer Partikel, und sie unterscheiden sich auch in der Verweilzeit im Körper, die einen werden schneller, die anderen eher langsam abgebaut. All diese Faktoren sind maßgeblich dafür, in welchem Areal der Filler eingesetzt wird, ob oberflächlich oder tief gespritzt werden muss und ebenfalls wie groß der Druck bei der Injektion sein muss.[96]

Die Polymerketten der Hyaluronsäure können zudem mithilfe eines synthetischen Vernetzers wie BDDE (1,4-Butandioldiglycidylether) quervernetzt werden, um

1. mechanische Eigenschaften zu optimieren; beispielsweise die Fähigkeit, Falten anheben zu können,

2. das Füllvermögen zu erhöhen und

3. die Haltbarkeit des Fillers im Gewebe zu verlängern.[97]

Hyaluronsäure-Filler liegen zudem je nach Vernetzungsgrad in unterschiedlichen Konsistenzen vor. Sie können unvernetzt beziehungsweise wenig vernetzt sein, als dünnflüssiges Gel für oberflächliche Fältchen, oder deutlich vernetzt, als steiferes Gel für mitteltiefe und tiefe Falten oder zum Volumenaufbau. Hyaluronsäure als steiferes Gel kann bis zu zwei Jahre wirken, als dünnflüssigeres Gel sechs bis neun Monate.[98]

Der große Vorteil von Hyaluronsäure-Fillern ist, dass man den natürlichen Abbauprozess durch die Injektion von Hyaluronidase, einem abbauenden Enzym, sofort herbeiführen kann. Im Fall einer Überkorrektur oder bei Komplikationen kann so die eingespritzte Hyaluronsäure aufgelöst werden.

Vom Paraffin zum Hyaluron

Paraffin gilt als das erste injizierbare Material überhaupt. Wegen Komplikationen wie Gefäßverschlüssen oder Knotenbildung wird es nicht mehr verwendet. Es folgte das Einbringen von flüssigem Silikon, das ebenfalls wegen gravierender Komplikationen von der amerikanischen Gesundheitsbehörde FDA verboten wurde.[99]

Der Einsatz von injizierbaren Fillern, die von der FDA zugelassen waren, begann 1981 mit dem Präparat Zyderm® von Allergan, einem Filler aus Rinderkollagen. Ab 2010 stellte man ihre Verwendung ein, denn diese Kollagen-Filler hatten eine relativ kurze Wirkdauer von kaum mehr als drei Monaten und erforderten vier Wochen vor der Behandlung einen Allergietest. Zudem wurden sie seit den 1990er-Jahren zunehmend von Fillern aus Hyaluronsäure abgelöst, die den Vorteil haben, dass sie keine Vortests erfordern und besonders verträglich sind.

Kollagenprodukte, die früher häufig verwendet wurden, sind nicht mehr auf dem Markt. Permanent-Filler, die sich im Körper nicht abbauen, etwa Acrylate oder Silikon, werden in Deutschland kaum noch verwendet. Zu hoch ist das Risiko von Komplikationen, die auch nach Jahrzehnten noch auftreten können. Das sind bleibende Knötchen, Verschiebungen, wiederkehrende Entzündungen und Schwellungen.

Als Hyaluron-Filler der ersten Generation gilt das Produkt Restylane® der schwedischen Q-Med AB, das 2003 die FDA-Zulassung erhielt und auf der neu entwickelten NASHA™-Technologie basiert. NASHA ist die Abkürzung für Non-Animal Stabilized Hyaluronic Acid (für: nicht-animalische stabilisierte Hyaluronsäure) und ermöglicht lang anhaltende, gut verträgliche Gele mit hohem Reinheitsgrad bei minimaler allergischer Reaktion.

Qualitätskriterien und Orientierungshilfen

Heute sind Hyaluronsäure-Filler die weltweit meist verwendeten Substanzen zur minimalinvasiven Faltenbehandlung, und der Markt boomt: Allein in Deutschland gibt es 120 Hersteller, die entsprechende Präparate anbieten. Im Gegensatz zu Medikamenten sind Präparate zur Faltenunterspritzung hier nicht zulassungspflichtig. Das gilt europaweit, denn in Europa sind Filler Medizinprodukte, keine Medikamente, und daher frei verkäuflich. Sie unterliegen dem vereinfachten Zertifizierungsstandard für Medizinprodukte (CE) und können ohne Nachweis von Wirksamkeits- und Sicherheitsstudien auf den Markt gebracht werden.

Für die Auswahl eines sicheren Fillers ist die Zulassung durch die amerikanische Lebensmittelüberwachungs- und Arzneimittelbehörde Food and Drug Administration (FDA) eine Orientierungshilfe. In den USA werden Filler wie Arzneimittel betrachtet und müssen nach umfangreichen klinischen Studien von der zuständigen FDA zugelassen werden. Die Anbieter müssen dazu enorme wissenschaftliche und finanzielle Ressourcen aufbieten.

Hyaluronsäure-Filler mit FDA-Zulassung

Die folgenden Haut-Filler auf Hyaluronsäure-Basis erhielten ihre FDA-Zulassung ab 2010 für die Verwendung im Gesicht oder auf der Hand.[100] Produkte aus den Vorjahren (ab 2003) können Sie auf der Website der FDA nachlesen.

Die Abgabe dieser Produkte darf nur mit vorliegender ärztlicher Verordnung und im Original erfolgen, und nur durch befugtes Personal injiziert werden.

HANDELSNAME HERSTELLER	FDA-ZULASSUNG	WIRKSTOFF-MENGE	ANWENDUNGS-SCHWER-PUNKTE	EFFEKT-DAUER	INHALT UVP
JUVEDERM VOLLURE XC Allergan, Dublin Anmerkung: In Europa als Juvéderm® VOLIFT seit 2013 erhältlich	03/2017	17,5 mg/ml Hyaluronsäure (HA), 3 mg/ml Lidocain-Hydrochlorid	bei mittelstarken bis tief ausgeprägten Gesichtsfalten	bis zu 18 Monaten	2 Fertigspritzen à 1 ml, circa 367,71 €

Restylane Refyne Q-Med AB, Uppsala	12/2016	20 mg/ml HA, 3 mg/ml Lidocain	bei feinen Linien rund um das Auge, sowie um Nase und Mund		1 Fertigspritze à 1 ml, circa 134,90 €
JUVEDERM VOLBELLA XC Allergan, Dublin	05/2016	15 mg/ml HA, 3 mg/ml Lidocain-Hydrochlorid	für mehr Lippenvolumen und die Korrektur von Fältchen um den Mund	bis zu 12 Monaten	2 Fertigspritzen à 1 ml, circa 286,90 €
RESTYLANE LYFT WITH LIDOCAINE Galderma, Lausanne	07/2015	20 mg/ml HA, 3 mg/ml Lidocain	für mehr Wangenvolumen und zur Korrektur mitteltiefer bis tiefer Gesichtsfalten wie Nasolabialfalten	mit zwei Auffrischungsbehandlungen bis zu 36 Monaten	1 Fertigspritze à 1 ml, circa 141,90 €
JUVEDERM VOLUMA XC Allergan, Dublin	11/2013	20 mg/ml HA, 3 mg/ml Lidocain	für mehr Wangenvolumen zur Korrektur altersbedingtem Volumenverlust im mittleren Gesichtsbereich	Bis 24 Monaten	2 Fertigspritzen à 1 ml, ø 0,27 mm, circa 315,90 €
RESTYLANE-L INJECTABLE GEL Q-Med AB, Uppsala	08/2012	20 mg/ml HA	zur Korrektur mäßiger bis tiefer Gesichtsfalten wie Nasolabialfalten, zur Lippenvergrößerung	mit zwei Auffrischungsbehandlungen bis zu 36 Monaten	1 Fertigspritze à 1 ml, circa 119,90 €
BELOTERO BALANCE Merz Pharmaceuticals, Frankfurt am Main	11/2011	22,5 mg/ml HA	zur Korrektur mitteltiefer Falten, etwa auf der Stirn oder um Mund und Nase; sowie für eine klar definierte Lippenkontur	6 bis 12 Monate	1 Fertigspritze à 1 ml, circa 126,70 €

JUVEDERM ULTRA XC Allergan, Dublin	01/2010	24 mg/ml HA 3 mg/ml Lidocain	verbessert das Lippenvolumen, kann akzentuieren und betonen	6 bis 9 Monate	2 Fertigspritzen à 1 ml, circa 300,00 €
JUVEDERM ULTRA PLUS XC Allergan, Dublin	01/2010	24 mg/ml HA 3 mg/ml Lidocain	glättet mittelstarke bis tief ausgeprägte Falten und Hautvertiefungen	9 bis 12 Monate	2 Fertigspritzen à 1 ml, circa 300,00 €

Faltenkorrektur und Volumenaufbau

Hyaluronsäure-Filler haben sich als Dermal-Filler in der Korrektur von Fältchen und Falten als sicher bewährt und sind seit Jahren etabliert. Innovativ gilt heute ihr Einsatz als Gesichts-Filler, die Gesichtskonturen dezent formen und betonen und Volumen im Bereich von Jochbein und Wangenknochen, Kinn und Unterkiefer wieder herstellen.[101]

Verlust von Hyaluronsäure

Mit zunehmendem Alter verliert die Haut an Hyaluronsäure und das zeigt sich an den entstehenden feinen Linien im Gesicht. Die Alterung der Haut findet vor allem in Oberhaut und Bindegewebe statt. Bei junger Haut sind die Moleküle der Hyaluronsäure an den Rändern von Kollagen- und Elastinfasern zu finden und auch dort, wo diese sich überschneiden. In gealterter Haut, wenn der Hyaluronsäure-Gehalt abnimmt, verschwinden diese Verknüpfungen und auch das Wasserbindungsvermögen nimmt ab. Experten meinen, dass dies der Grund sei, weshalb die Haut Veränderungen zeigt wie Falten, reduzierte Elastizität und Prallheit und die verminderte Fähigkeit, die Mikrogefäße zu unterstützen.[102]

Welchen Effekt hat das Altern konkret auf den Hyaluronsäure-Gehalt der Haut? Wie die folgende Grafik zeigt, nimmt der Gehalt deutlich ab. Im Alter von circa 60 Jahren verliert die Haut etwa 50 Prozent, mit 75 Jahren etwa 77 Prozent der Hyaluronsäure.[103]

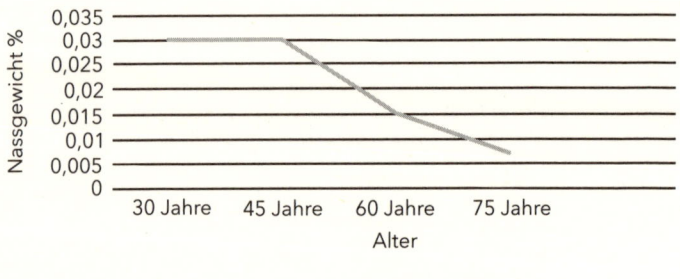

— Abnahme im Alter

Die Konzentration der Hyaluronsäure in der Haut[104]

Weitere Ursachen für das Entstehen von Falten sind Altern, UV-Strahlung, Rauchen und unsere Mimik mit ihren wiederholten Gesichtsbewegungen, zum Beispiel bei Lachfältchen. Auch Gewichtsverlust kann ein Absacken der Haut und damit Falten begünstigen. Aus feinen Linien werden Fältchen und schließlich tiefere, bleibende Augen- oder Stirnfalten. Obwohl Gesichtsfalten zum natürlichen Alterungsprozess dazugehören, können sie bei starker Ausprägung das Gesicht vorgealtert, grimmig und ausgelaugt erscheinen lassen.

Häufig vorkommende Falten im Gesicht

Fältchen und feine Linien tauchen in der Regel an den Lippen und Augen sowie zwischen der Nase und dem Mund auf.

▶ Stirnfalten verlaufen markant und quer über die Stirn.

▶ Zornesfalten (Glabellafalten) sind die senkrechten, oft kurzen, aber tiefen Falten zwischen den Augenbrauen.

▶ Krähenfüße sind mimische Falten an der Augenseite, die meist durch das Zusammenkneifen der Augen bei Lichteinfall, Lachen oder Fehlsichtigkeit entstehen.

▶ Nasolabialfalten ziehen sich vom Nasenflügel zum Mundwinkel. Sie entstehen durch Absenken der Wangen bei Volumenverlust.

▶ Lippenfältchen verlaufen vertikal von der Oberlippe in Richtung Nase oder von der Unterlippe in Richtung Kinn.

▶ Marionettenfalten sind tiefe Falten zwischen Mundwinkel und Kinn.[105]

Klassiker und Trends

Für die Behandlung von Gesichtsfalten, aber auch für die Behandlung von Hals, Dekolleté und Händen hat sich Hyaluronsäure als lang anhaltend, verträglich und besonders effektiv erwiesen. Hyaluronsäure-Filler können aufgrund unterschiedlicher Vernetzungsgrade hoch elastisch und viskos sein und so verschiedenen Anforderungen gerecht werden. Neben der klassischen Anwendung als Dermal-Filler zum Ausgleich von Falten und Linien, sollen nun Gesichts-Filler fehlendes Volumen wieder auffüllen oder Skinbooster den Feuchtigkeitsgehalt der Haut verbessern.

Mittlerweile bieten Hersteller dazu komplette und kombinierbare Filler-Produktfamilien mit spezifischer Elastizität gemäß des Anwendungsbereiches an:

▶ zur Korrektur oberflächlicher Fältchen wie zum Beispiel Krähenfüßen oder Oberlippenfältchen,

▶ zur Korrektur mittlerer Falten und zur Konturierung der Lippen,

▶ zur Korrektur tiefer Falten und zur Lippenaugmentation,

▶ zum Wiederaufbau von verloren gegangenem Volumen.[106]

Um die Behandlungen möglichst schmerzarm zu gestalten, wurden auch spezielle Methoden der Schmerztherapie entwickelt, zu denen die Beigabe von Lokalanästhetika wie Lidocain oder Kaltluft gehört.

Liquid Lifting – der Trend zum Volumenersatz

Nicht nur einzelne Falten sind ein Anlass für eine Hyaluronsäure-Behandlung im Gesicht, sondern auch der Verlust an Volumen, der letztendlich zur Faltenbildung führt. Im Alter nimmt die Knochen- und Muskelmasse ab und auch das Unterhautfettgewebe wird neu verteilt oder geht verloren. Stirnbein, Oberkieferknochen und die Knochenteile, die die Nasenöffnung umgeben, verlieren an Volumen. Dieser Schwund gilt als Kernelement in der Erscheinung des Alters und als maßgebliche Ursache dafür, dass ein Gesicht unter Umständen schneller altert oder älter aussieht, als dies für das tatsächliche Alter typisch wäre.[107]

Um das Gesicht effektiv zu verjüngen, kann man jetzt anstelle eines operativen Faceliftings mit einem Liquidlifting fehlendes Knochenvolumen oder verlorenes Wangen- und Kinnvolumen ersetzen. Dabei sind ein Anheben der Gesichtsstrukturen und der Ausgleich des Fettverlustes durch

Unterspritzung mit Hyaluronsäure-Fillern möglich.[108] Man baut mit tiefen Injektionen, die in die Nähe von Fettpolstern im Gesicht gesetzt werden, Volumen auf. Diese Polster schwinden mit fortschreitendem Alter und bringen dann Schlaffheit und Falten mit sich. Wenn sie mit Hyaluronsäure ersetzt werden, kann die Haut für neun bis zwölf Monate erneut geglättet und gestrafft aussehen.

Ein zusätzlicher positiver Effekt beim Aufbau von Wangenvolumen ist das Verschwinden von Dellen und Furchen in diesem Areal. Moderne Hyaluronsäure-Filler speziell für die Stützung von Flächen basieren auf verschiedenen Herstellungsprozessen.[109]

Skinbooster – der Trend zur Hautvitalisierung

Der Begriff »Booster« kommt aus dem Englischen und bedeutet Verstärker. Wer also eine stärkere Rehydratation bei Trockenheit oder leichten Fältchen wünscht, kann sich feuchtigkeitsspendende Geldepots aus Hyaluronsäure spritzen lassen, beispielsweise in Wangen, Hals, Dekolleté, Augenumgebung oder Handrücken. Altersbedingt entleerte Hyaluronsäure-Depots der Haut sollen mit diesem Verfahren wieder aufgefüllt und gleichzeitig die Gewebezellen zur erneuten Bildung körpereigener Stoffe wie Kollagen, Elastin und Hyaluronsäure angeregt werden.[110] Nach einer Einstiegsbehandlung im Abstand von zwei bis vier Wochen sind für die Rehydratation regelmäßige Skinbooster-Folgebehandlungen im Abstand von sechs bis acht Monaten erforderlich.

Mesotherapie plus Hyaluron – der Trend zum Meso-Glow

Diese Behandlung basiert auf der Nutzung von Eigenblut kombiniert mit der Injektion von Hyaluron-Fillern. Im ersten Schritt entnimmt der Arzt dem Patienten für die sogenannte Mesotherapie[111] eine geringe Menge Blut, die dann durch Zentrifugieren zu Blutplasma aufbereitet wird. Mithilfe einer Injektionspistole, dem »Meso-Gun«, wird das Plasma in die Haut eingebracht. Die dabei entstehenden vielen kleinsten Verletzungen sollen die Neubildung von Kollagen und elastischen Fasern anregen. Im zweiten Schritt der Behandlung wird Hyaluronsäure in sichtbare Falten unterspritzt. Diese Kombinationsmethode setzen Dermatologen zur Hautverjüngung des Gesichts, aber vor allem für Hals, Dekolleté und Hände ein. Verwendet werden für die Mesotherapie oftmals auch spezielle Wirkstoffcocktails aus Vitaminen, Mineralien, Spurenelementen und Ähnlichem. Das Ergebnis: Die Haut strahlt wieder vital und rosig im sogenannten »Meso-Glow«.

Nebenwirkungen und Anwendungsverzicht

Wie bei allen Injektionsbehandlungen können auch nach einer Faltenunterspritzung mit Hyaluronsäure Nebenwirkungen auftreten. Durch die Injektion mit der feinen Nadel kann es zum Beispiel zu leichten Rötungen, Hautverfärbungen oder blauen Linien, Schwellungen, Blutergüssen oder einer vorübergehenden Verfärbung im behandelten Bereich kommen. Diese Reaktionen können bis zu einer Woche, gelegentlich aber auch länger andauern.

Die Unterspritzung mit Hyaluronsäure sollte nicht durchgeführt werden:

- bei einer Allergie des Patienten gegen das verwendete Präparat,
- Schwangerschaft,
- schwerer Herzerkrankung,
- akut entzündeter Haut (zum Beispiel Herpes, Pusteln, Wunden, Schnittverletzungen, Sonnenbrand),
- Einnahme von blutverdünnenden Medikamenten (zum Beispiel Markumar, ASS, Aspirin, Ibuprofen, Vitamin E hochdosiert, Gingko).

Nach einer Hyaluronsäure-Behandlung

Um den Erfolg der Behandlung nicht zu gefährden, können Sie einige Dinge beachten: In der Zeit unmittelbar nach der Behandlung kann es sein, dass Sie für bis zu 24 Stunden kein Make-up auftragen dürfen. Vermeiden Sie für 48 Stunden starke Sonne beziehungsweise Kälte. Massieren Sie die behandelte Stelle nicht. Vermeiden Sie anstrengenden Sport. Lagern Sie in der ersten Nacht den Kopf etwas erhöht. Vermeiden Sie in den ersten drei bis vier Wochen nach der Hyaluronsäure-Anwendung Zahnbehandlungen.

Verjüngende Kosmetik

Was haben Yang Guifei, eine der sagenhaften vier Schönheiten des alten China, und Katharina von Medici gemeinsam?

Es einte sie nicht nur ihre legendäre Schönheit, sondern auch die Tatsache, dass sie dafür die roten Kämme von Hähnen verspeisten – und damit natürliche Hyaluronsäure.[112]

Heute verzichten wir auf diese einst imperiale Delikatesse. Für ein attraktives Äußeres kann man sich, wie zuvor beschrieben, in kleineren medizinischen Schönheitsbehandlungen Hyaluronsäure injizieren lassen oder man greift zunächst zu verjüngender Kosmetik!

Hyaluronsäure in der Hautpflege

Heute zählt Hyaluronsäure zu den Top-Hautglättern und ist als Inhaltsstoff in unterschiedlichsten Produkten zu finden: in Serum, Gesichtscreme, Augen-Gel, Lippenpflege, Gesichtspuder, Maske, Körperlotion, Body-Schaum, Shampoo und vielem mehr. Durch ihr natürliches Vorkommen im Körper, kann sie als unbedenkliche Substanz verwendet werden.[113]

Ihre hervorragende Eigenschaft Feuchtigkeit zu speichern, macht die Hyaluronsäure in der verjüngenden Kosmetik zu einem der meist genutzten Wirkstoffe. Sie sinkt in die Haut ein und wird sehr gut absorbiert. Sie sorgt für Elastizität und Straffheit und kann gezielt in problematischen Anwendungsregionen eingesetzt werden. Sie lässt die Hornschicht der Haut aufquellen und feine Fältchen wirken gemindert. Kleinere Trockenheitsfältchen und oberflächliche Schäden können kurzfristig bekämpft werden: Bei trockener Haut kann Hyaluronsäure die Feuchtigkeit wieder im Bindegewebe speichern, schlaffe Haut wird durch ihre stabilisierende Wirkung wieder fest. In kosmetischen Produkten nutzt man die feuchtigkeitsspendende Hyaluronsäure zumeist in einer Mindestkonzentration von 0,1 Prozent, entweder in hochmolekularer Form zur erhöhten Wasserbindung, oder als Fragmente der Hyaluronsäure mit spezifischen Eigenschaften.

Das erste kosmetische Hautpflegeprodukt, das Hyaluronsäure enthielt, war das Serum Night Repair der Marke Estée Lauder. Es kam 1982 auf den Markt und ist mittlerweile ein Klassiker gegen Spuren der Hautalterung. Bis dato gelten als die wichtigsten Inhaltsstoffe hochdosierte Hyaluronsäure und leistungsstarke Antioxidantien.

Ein echter Feuchtigkeitsspender

2014 führten italienische Wissenschaftler eine der ersten Studien durch, die die hautfüllende und faltenreduzierende Wirkung eines Kosmetikprodukts nachwies.[114]

Dabei kamen aus einer dermokosmetischen Produktfamilie sechs Hyaluronsäuren mit unterschiedlichem Molekulargewicht zum Einsatz. Dermokosmetika sind, anders als traditionelle Kosmetika, näher am Medikament als an einfachen Hautpflegemitteln angesiedelt. Diese Produkte führten zu einer Verbesserung von Gesichtskontur und -volumen. Behandelt wurden 40 Frauen zwischen 25 und 55 Jahren, die leichte bis mittelstarke Anzeichen von Hautalterung zeigten. 20 Frauen erhielten eine Placebo-Kosmetik, 20 Probandinnen die Produkte mit Hyaluronsäure in den Darreichungsformen Gel Filler, Nourishing Film, Tagescreme, Nachtcreme und Augen-/Lippenpflege. Der Effekt der Produkte wurde umgehend bewertet: drei Stunden nach dem Auftrag, und nach sieben, 14 und 30 Tagen, wobei die Verwendung andauerte.

Funktionen der Hyaluronsäure in Hautpflegemitteln

Die INCI-Datenbank (International Nomenclature of Cosmetic Ingredients, deutsch: Internationale Nomenklatur für kosmetische Inhaltsstoffe) informiert über Inhaltsstoffe, die auf der Grundlage der Europäischen Kosmetikverordnung in kosmetischen Mitteln Verwendung finden können. Sie werden je nach Gewichtsanteil in abnehmender Reihenfolge aufgelistet. Je mehr von einer Substanz enthalten ist, desto höher wird sie aufgeführt. Dies gilt für alle Inhaltsstoffe, die jeweils über 1 Prozent des Inhalts ausmachen. In der Inhaltsstoffliste der Produkte taucht die Hyaluronsäure unter der Bezeichnung Hyaluronic Acid (für Hyaluronsäure), Sodium Hyaluronate (Salz der Hyaluronsäure) oder Hydrolyzed Hyaluronic Acid (Hyaluronsäure in Fragmenten) auf.

Die INCI-Datenbank hält folgende Funktionen der Hyaluronsäure fest:[115]

- ▸ antistatisch (antistatic): verringert statische Aufladungen, indem die elektrische Ladung an der Oberfläche neutralisiert wird,
- ▸ feuchthaltend (humectant): bewahrt die Feuchtigkeit der Haut beziehungsweise des kosmetischen Mittels,
- ▸ hautpflegend (skin conditioning): erhält die Haut in einem guten Zustand,
- ▸ feuchtigkeitsspendend (moisturising): erhöht den Wassergehalt der Haut, erhält sie weich und geschmeidig.

Man sollte unbedingt darauf achten, wo die Hyaluronsäure in der Produktinformation platziert ist. Je weiter die Angabe vom Anfang der Auflistung entfernt ist, desto unbedeutender ist sie im Produkt.

Hochmolekulare Hyaluronsäure

Hyaluronsäure-Cremes oder -Gele konnten nachweislich die Zeichen der Hautalterung reduzieren. Ist hochmolekulare Hyaluronsäure der Inhaltsstoff, können diese Produkte aufgrund ihrer großen Moleküle die Hautbarriere nicht überwinden und dringen wenig in die Haut ein. Sie bilden einen flexiblen, befeuchtenden Film auf der Haut und reduzieren den Wasserverlust für eine Weile. Die Haut wirkt deutlich straffer und glatter.[116] Hochmolekulare Gele eignen sich auch gut zur Behandlung einzelner Problemstellen im Gesicht. Hochmolekulare Hyaluronsäure ist die langkettige Variante der Säure (siehe Seite 11).

Niedermolekulare Hyaluronsäure

Neuere Studien zur Größe der Hyaluronsäure und deren Effekt auf die Hautalterung konnten zeigen, dass niedermolekulare Hyaluronsäure deutlich höhere Hautdurchdringungsraten erbringt als hochmolekulare. Was im Allgemeinen für jeden Inhaltsstoff gilt, gilt auch hier: Die geringere Molekülgröße der Fragmente ermöglicht eine gute Aufnahme in die obere Hautschicht (Stratum corneum) und einen Transport in die lebende Epidermis.[117] Es entsteht kein Film auf der Haut, Feuchtigkeit wird in der Haut gebunden und die Hautelastizität verbessert, mit dem Effekt, dass Fältchen vermindert wirken.

Eine Kombination aus hoch- und niedermolekular formulierter Hyaluronsäure – also langkettig und fragmentiert – ist die *Resilient Hyaluronic Acid* (RHA). Sie stammt aus dem Bereich der Dermal-Filler und soll mithilfe eines maschenartigen Hyaluronsäure-Netzes, das einer zweiten Haut gleicht, hydratisieren, glätten, aufpolstern und die Haut zur Regeneration anregen.[118]

Hyaluronsäure als Serum

Wenn Sie Hyaluronsäure für Ihre Hautpflege verwenden möchten, dann testen Sie erst einmal an einem Produkt, wie Sie damit zurechtkommen und wie Sie es vertragen. Ein Serum könnte den Anfang machen, denn es ist in der Regel reiner und enthält eine besonders hohe Wirkstoffkonzentration. Die Haut nimmt Wasser auf wie ein Schwamm. Für wasserliebende Inhaltsstoffe wie die Hyaluronsäure bedeutet dies, dass sie ihre Wirkung am besten in der leichten und ölfreien Textur eines Serums entfalten kann.

Weiterer Vorteil ist, dass sich ein Serum mit den Produkten, die Sie bereits verwenden, kombinieren lässt und sich so die Kosten in Grenzen halten.

Wie verwenden Sie das Serum? Mischen Sie Ihre Pflegeprodukte mit dem Serum oder tragen Sie das Serum zuvor auf. Allgemein gilt »weniger ist mehr« für die Anwendung von Hyaluronsäure-Seren, meist reicht eine Fingerspitze für das ganze Gesicht. Bei einem Zuviel, also bei Überpflege, kann es zu Irritationen kommen. Tragen Sie es nach Herstellerempfehlung überall dort auf, wo die Haut trocken ist und Feuchtigkeit braucht. Insbesondere Seren ohne Alkohol, der die Haut zusätzlich austrocknet, sind gut verträglich und be-

einträchtigen die Wirksamkeit der Inhaltsstoffe von Pflege-
produkten, die Sie bereits verwenden, nicht.

Produktbeispiele für Hyaluronsäure-Seren

Pure Hyaluronic Intense Serum hyapur[119]	1-2x2 Tropfen tägl.	15 ml / 69,00€	Aqua dest., Sodium Hyaluronate, Silver
Pestle & Mortar Pure Hyaluronic Serum Pestle & Mortar[120]	2x2-4 Tropfen tägl.	30 ml / 43,00€	Aqua, *Aloe Barbadensis Leaf Juice, *Sodium Hyaluronate, *Cucumis sativus fruit extract, Butylene Glycol, *Tocopheryl Acetate, *Glycerin *Xanthan Gum, Phenoxyethanol, *Caprylyl Glycol, (*Plant Derived)
hyaluron sculptor Christine Niklas[121]	nach Bedarf	30 ml / 36,90 €	Aqua, Pentylene Glycol, Sodium Hyaluronate, Panthenol, Glycerin, Undaria Pinnatifida Ectract, Linum Usitatissimum Seed Extract, Allantoin, Glyceryl Caprylate, P-Anisic-Acid

Hautpflege von innen

Japanische Verbraucher schätzen hyaluronsäurehaltige Nahrungsergänzungsmittel für die Verbesserung der Hautge-
sundheit und für reduzierte Schmerzen im Kniegelenk. Pro
Jahr geben sie dafür rund 250 Millionen US-Dollar aus.[122]
Auch in Deutschland sind Hyaluronsäure-Kapseln als Nah-

rungsergänzungsmittel eine alternative Darreichungsform für Hyaluronsäure, sozusagen als »Kosmetik von innen«.

Da die körpereigene Produktion ab dem 40. Lebensjahr stetig abnimmt, können Nahrungsergänzungsmittel zur Spannkraft der Haut beitragen, kleine Fältchen optisch korrigieren und die Gleichmäßigkeit der Hautpigmentierung unterstützen. Mit Kapseln ist sichergestellt, dass man stets dieselbe Dosis einnimmt.

Wer sein Hautbild und die Hautstruktur bei nachlassendem Hauttonus unterstützen will, kann im Allgemeinen zwischen 50 und 100 Milligramm Hyaluronsäure am Tag oral einnehmen.[123] Zur Einnahme zwischen den Mahlzeiten trinken Sie ausreichend Flüssigkeit wie Wasser oder ungesüßten Tee. Nach aktuellem Kenntnisstand sind keine relevanten Wechselwirkungen und Gegenanzeigen mit anderen Arzneimitteln oder Nährstoffen bekannt.

> Ein positiver Zusatznutzen ist, dass Hyaluronsäure aus Supplementen nicht nur auf die Haut wirkt, sondern auch andere wichtige Körperbereiche mit der benötigten Menge Hyaluronsäure versorgt und optimiert. Dazu gehören beispielsweise die Qualität der Gelenkflüssigkeit oder die Dämpffunktionen der Knorpelstruktur.

Mehr Feuchtigkeit für trockene Haut

2014 führten japanische Wissenschaftler eine randomisierte, kontrollierte Doppelblindstudie durch und konnten den positiven Effekt, den Hyaluronsäure als Supplement auf trockene Haut hat, belegen.[124] Eine Doppelblindstudie dient als klinische Studie zur Prüfung spezifischer Arzneimittelwirkungen. Dabei erhält eine Hälfte der Probanden ein bestimmtes Mittel, die andere Hälfte zur Kontrolle ein Scheinmedikament (Placebo). Die beiden Vergleichsgruppen sind randomisiert, das heißt, sie sind nach gesteuerten Zufallskriterien zusammengesetzt und unterscheiden sich aber hinsichtlich Krankheitszustand, Alter oder Geschlecht nicht wesentlich. Weder der Proband noch der Arzt wissen, welcher Proband das Placebo und welcher das Mittel bekommt.

In dieser Studie wurden 61 Frauen im Alter zwischen 35 und 60 Jahren in drei Gruppen aufgeteilt und erhielten entweder:

- als Placebo einen Tablettenhilfsstoff aus mikrokristalliner Cellulose,
- oder 60 Milligramm des Hyaluronsäure-Produkts Hyaluronsan HA-F aus Hahnenkämmen mit einem höheren Molekulargewicht,
- oder dieselbe Menge des in Fermentation produzierten Hyaluronsäure-Produkts Hyabest® (S) LF-P mit einem niederen Molekulargewicht.

Die Teilnehmerinnen nahmen nun in einem Zeitraum von sechs aufeinanderfolgenden Wochen täglich zwei Kapseln ein mit null beziehungsweise 120 Milligramm Hyaluronsäure.

Der Zustand der Haut wurde nach 2, 4 und 6 Wochen geprüft und auch noch 2 Wochen nach dem Ende der Einnahme. Die Studie kam zu dem Ergebnis, dass beide Hyaluronsäuren bei trockener Haut die Hautfeuchtigkeit deutlich erhöhten und

Alterserscheinungen bei Geschmeidigkeit und Glanz reduzierten. Die Probandinnen der Hyabest®-Gruppe konnten sich ihren Hautglanz noch zwei Wochen über die Einnahme hinaus nachweislich erhalten.

Beispiele für Nahrungsergänzungsmittel mit Hyaluronsäure

Hyaluronsäure, Pure Encapsulations® [125] Hyaluronsäure (niedermolekular, 70 mg pro Kapsel)	1x1 Kapsel zu oder zwischen den Mahlzeiten	30 Kapseln, 30,90 €	Bewahrt Feuchtigkeit durch außerordentlich hohe Wasserbindungskapazität, unterstützt die Spannkraft für schöne Haut, hilft Fältchen optisch zu korrigieren
Perfect SKIN Hyaluron, Dr. Grandel [126] Vitamine, Spurenelemente, Mineralstoffe kombiniert mit Hyaluronsäure (100 mg pro Kapsel)	1x1 Kapsel	30 Kapseln, 17,50 €	Erhalt schöner, gesunder Haut und gesundes Bindegewebe
PROCEANIS® Hyaluronfiller [127] Vitamine, Spurenelement kombiniert mit Hyaluronsäure (100 mg pro 10 ml)		30 Trinkampullen à 10 ml, 79,00 €, für 30-Tage-Kur	zur Unterstützung gesunder Haut, Haare und Nägel

Noch Fragen?

Ihre einzigartige Wirkung verdankt Hyaluronsäure vielen bemerkenswerten Eigenschaften: Sie kann sehr große Mengen Wasser binden, bis zu sechs Liter Wasser pro Gramm. Sie ist viskoelastisch und wirkt daher gleichzeitig gleitend und stoßabsorbierend. Hyaluronsäure ist biokompatibel, weil sie von unserem Körper selbst hergestellt wird und daher natürlicherweise im Gewebe vorkommt und gut abgebaut wird.

▶ *Wie hilft Hyaluronsäure bei Narben?*

Bei Wunden oder Geschwüren hilft lokal angewandte Hyaluronsäure (in Wundauflagen), die Heilung zu beschleunigen. Eingesunkene Narben können mit Hyaluronsäure unterspritzt werden. Bei wuchernden Narben kann die Unterspritzung die Gewerbevermehrung unterdrücken.

▶ *Warum muss Hyaluronsäure immer neu zugeführt werden?*

Da sich die Hyaluronsäure im Körper abbaut, sind Langzeiteffekte ausgeschlossen. Wie schnell der Wirkstoff abgebaut wird, ist von Mensch zu Mensch unterschiedlich, aber auch von dem verabreichten Präparat abhängig.

Im Allgemeinen hält der Effekt einer Hyaluronsäure-Injektion ins Gelenk etwa 26 Wochen an, als Haut-Filler etwa 12 Monate. Kosmetische Produkte wie Seren können einen sogenannten Plump-up-Effekt in den oberen Hautschichten bewirken und die Haut für Stunden praller erscheinen lassen. Bei täglich angewandten Augentropfen tritt eine Linderung bei trockenen Augen sofort und eine dauerhafte Besserung nach etwa 35 Tagen ein.

▶ *Welche Nebenwirkungen hat Hyaluronsäure?*

Hyaluronsäure wird im Allgemeinen gut vertragen. Hyaluronsäure-Nebenwirkungen sind weitgehend unbekannt. Allergische Reaktionen sind bei synthetischer Hyaluronsäure nahezu ausgeschlossen. Diese trägt die Bezeichnung »Non-Animal-Source-Hyaluronan – NASH« für Hyaluronsäure nichttierischen Ursprungs.

Bei der Hyaluronsäure-Einspritzung ins Gelenk können Probleme beim Bewegen, Muskelsteifheit oder -schmerzen, Gelenkschmerzen, Schwellungen und Rötungen am Gelenk auftreten.

Bei einer Filler-Behandlung können für wenige Tage Knoten, blaue Flecken oder Hämatome sichtbar sein, auch Schwellungen für etwa zwei Wochen. Eine bläuliche Verfärbung der Haut – der sogenannte Tyndall-Effekt – kann für mehrere Wochen sichtbar sein.

▶ *Was ist die optimale Hyaluronsäure-Dosierung?*

Cremes, Lotionen oder Augentropfen mit dem Wirkstoff Hyaluronsäure dürfen so oft verwendet werden, wie es Ihnen guttut.

Ein Richtwert für die Hyaluronsäure-Einspritzung ins Gelenk sind zwei Milliliter pro Injektion, was in etwa dem Inhalt einer Ampulle entspricht. Bei der Filler-Behandlung einer eher oberflächlichen Falte wird ungefähr ein Milliliter verwendet, und etwa zwei Milliliter bei einer stark ausgeprägten Falte. Bei größeren Bereichen, wie Volumenaufbau der Wange, können bis zu vier Milliliter zum Einsatz kommen.

▶ *Welche Symptome für einen Hyaluronsäure-Mangel gibt es?*

Im Gelenk können Schmerzen zum Beispiel im Knie oder in den Hüften sowie eine zunehmende Unbeweglichkeit auftreten.

Im Auge macht sich eine reduzierte Gleitfähigkeit der Lider bemerkbar, das Auge fühlt sich rau und trocken an. In der Haut deutet Volumenschwund den Mangel an.

▶ *Wann ist Hyaluronsäure verboten?*

Bei Einnahme von blutverdünnenden Medikamenten sollte zum Beispiel auf die Unterspritzung verzichtet werden. Auch

bei einer Überempfindlichkeit oder Allergie gegen den Wirkstoff Hyaluronsäure darf dieser nicht verwendet werden.

Schlusswort

Hyaluronsäure besitzt zwei unschätzbare Vorteile: Sie hat sich bereits lange Jahre bewährt und sie ist wirksam; nicht nur in unserer Haut, die prall und hydratisiert wirkt, wenn ihr Hyaluronsäure zugeführt wird. Auch unseren Gelenken, Muskeln und Nerven verhilft sie zu einem reibungslosen Funktionieren. Die Facetten dieser aus einfachen Ketten aufgebauten Substanz sind phänomenal. Und seit vielen Jahren bereits wird Hyaluronsäure erfolgreich in verschiedensten Bereichen eingesetzt und entfaltet ihre positiven Effekte. Die wichtigsten Anwendungsgebiete wurden hier zusammengefasst. In fast identischer Form ist sie in Mikroorganismen, Tieren und im Menschen zu finden – eine Tatsache, die so nur von wenigen biologischen Stoffen bekannt ist. Als körpereigener Stoff ist sie somit unbedenklich.

Warum also nicht selbst einmal ihre verjüngenden und vitalisierenden Fähigkeiten testen?

Quellenverzeichnis

1   Müller, P.-J. et al. (2004): *Hyaluronsäure – ein vielseitiges Biopolymer*. In: W. Wohlrab, R. Neubert und J. Wohlrab (Hrsg.): Hyaluronsäure und Haut. Aachen, S. 2.

2   Wollina, Uwe und Alberto Goldman (2011): *Hyaluronic Acid Dermal Fillers: Safety and Efficacy for the Treatment of Wrinkles, Aging Skin, Body Sculpturing and Medical Conditions*. Clinical Medicine Reviews in Therapeutics 3, S. 108.

3   Papakonstantinou, Eleni et al. (2012): *Hyaluronic acid: A key molecule in skin aging*. Dermato-Endocrinology 4 (3), S. 254, www.ncbi.nlm.nih.gov/pmc/articles/PMC3583886/ (Stand 09.07.2017).

4   Schanté, Carole E. et al. (2011): *Chemical modifications of hyaluronic acid for the synthesis of derivatives for a broad range of biomedical applications*. Carbohydrate Polymers 85, S. 470.

5   Cowman, Mary K. et al. (2015): *The content and size of hyaluronan in biological fluids and tissues*. Frontiers in Immunology 6 (261), S. 2, www.ncbi.nlm.nih.gov/pmc/articles/PMC4451640/ (Stand 12.07.2017).

6   Cowman, Mary K. et al. (2015): a. a. O., S. 5.

7   Cowman, Mary K. et al. (1998): *Hyaluronan interactions: self, water, ions*. In: T. C. Laurent (Hrsg.): The chemistry, biology and medical applications of hyaluronan and its derivatives. London, S. 17.

8   Müller, P.-J. et al. (2004): a. a. O., S. 10.

9   Stern, Robert (2003): *Devising a pathway for hyaluronan catabolism: are we there yet?* Glycobiology 13 (12), S. 106R, academic.oup.com/glycob/article-lookup/doi/10.1093/glycob/cwg112 (Stand 15.07.2017).

10 O. A. (2017): *HAS2 hyaluronan synthase 2 [Homo sapiens (human)]*, www.ncbi.nlm.nih.gov/gene/3037 (Stand 30.06.2017).

11 Müller, P.-J. et al. (2004): a. a. O., S. 10.

12 Müller, P.-J. et al. (2004): a. a. O., S. 20.

13 Baumann, L. (2007): *Skin ageing and its treatment*. Journal of Pathology 211, S. 245.

14 Viola, Manuela et al. (2015): *Biology and biotechnology of hyaluronan.* Glycoconjugate Journal 32, S. 95.

15 Viola, Manuela et al. (2015): a. a. O., S. 96.

16 Fresenius, Stephanie et al. (2010): P*hysiotherapie in der Traumatologie/ Chirurgie.* Stuttgart, S. 11.

17 Viola, Manuela et al. (2015): a. a. O., S. 99.

18 Kavasi, Rafaela-Maria et al. (2017): *HA metabolism in skin homeostasis and inflammatory disease.* Food and Chemical Toxicology 101, S. 129.

19 Boeriu, Carmen G. et al. (2013): *Production Methods for Hyaluronan.* International Journal of Carbohydrate Chemistry 2013, S. 2.

20 Pigman, William Ward (1948): *The Chemistry of the Carbohydrates.* New York, S. 641.

21 Meyer, Karl / Palmer, John W. (1934): *The polysaccharide and the vitreous humor.* The Journal of Biological Chemistry 107, S. 631, www.jbc.org/content/107/3/629.full.pdf+html (Stand 13.07.2017).

22 Boeriu, Carmen G. et al. (2013): a. a. O.

23 Balazs, Endre A. (1979): *Ultrapure hyaluronic acid and the use thereof,* patft.uspto.gov/netacgi/nph-Parser?Sect1=PTO1&Sect2=-HITOFF&d=PALL&p=1&u=%2Fnetahtml%2FPTO%2Fsrchnum.htm-&r=1&f=G&l=50&s1=4141973.PN.&OS=PN/4141973&RS=PN/4141973 (Stand 13.07.2017).

24 O. A., Research and Markets (2017): *Hyaluronic Acid (HA) Raw Material Market Analysis By Application (Ophthalmology, Orthopedics, Dermatology, Drug Delivery, Medical Devices Coating, Biomaterials & Implants, Tissue Preservation), And Segment Forecasts,* S. 2013–2024, www.researchandmarkets.com//research/xrd6q9/hyaluronic_acid (Stand 13.07.2017).

25 Viola, Manuela et al. (2015): a. a. O., S. 94.

26 Dicker, Kevin T. et al. (2014): *Hyaluronan: A Simple Polysaccharide with Diverse Biological Functions.* Acta Biomater 10 (4), S. 1558, www.ncbi.nlm.nih.gov/pmc/articles/PMC3960342/ (Stand 29.06.2017).

27 Neugebauer, Arne (2010): *Auswirkung der Vitrektomie beim primär Makulagesunden auf die Entwicklung einer Altersbezogenen Makuladegeneration (AMD).* Marburg, S. 11, archiv.ub.uni-marburg.de/diss/z2010/0320/pdf/dan.pdf (Stand 17.07.2017).

28 Platzer, Werner (2013): *Taschenatlas Anatomie Band 1 Bewegungsapparat.* Stuttgart, S. 22.

29 Platzer, Werner (2013): a. a. O., S. 24.

30 Bastow, E. R. et al. (2007): *Hyaluronan synthesis and degradation in cartilage and bone.* Cellular and Molecular Life Sciences CMLS 65, S. 394–413.

31 Bastow, E. R. et al. (2007): a. a. O.

32 Omelyanenko, Petrovich et al. (2013): *Connective Tissue: Histophysiology, Biochemistry, Molecular Biology.* Boca Raton, S. 19.

33 Reiche, Dagmar (2003): *Bindegewebe.* Roche Lexikon Medizin, 5. Aufl. (Online Version). www.roche.de/lexikon/index.htm?userInput=Suche%-2520im%2520Roche%2520Lexikon&loc=www.roche.de (Stand 18.09.2017).

34 Prince, Charles W. (2004): *Roles of hyaluronan in bone resorption.* BMC Musculoskeletal Disorders 5 (12), O. S. bmcmusculoskeletdisord.biomedcentral.com/articles/10.1186/1471-2474-5-12 (Stand 18.07.2017).

35 Papakonstantinou, Eleni et al. (2012): a. a. O., S. 253.

36 Giebel, Jürgen, (o. J.): *Extrazelluläre Matrix und Bedeutung der Grundregulation,* S. 1–6, www.anatomie-und-schmerz.de/Referate/2006/Abstract_2006_07.pdf (Stand 25.07.2017).

37 Bergsmann, Roswitha (2012): *Grundregulation – das längste Kontinuum der Medizingeschichte.* Zaenmagazin 2, S. 10, www.neuraltherapie.at/docs/bergsmann_r.grundregulation.pdf (Stand 3.07.2017).

38 Müller, P.-J. et al. (2004): a. a. O., S. 3.

39 Wong, Richard et al. (2016): *The dynamic anatomy and patterning of skin.* Experimental Dermatology 25, S. 92. kinesiotaping.com/wp-content/uploads/2015/11/Guimberteau-Wong-2016.pdf (Stand 18.07.2017).

40 Heyn, Gudrun (2007): *Den Spuren der Zeit begegnen.* Pharmazeutische Zeitung online 01. www.pharmazeutische-zeitung.de/index.php?id=2434 (Stand 20.07.2017).

41 Pawlaczyk, Mariola et al. (2013): *Age-dependent biomechanical properties of the skin.* Postepy Dermatologii I Alergologii 30 (5), S. 302, www.ncbi.nlm.nih.gov/pmc/articles/PMC3858658/pdf/PDIA-30-21579.pdf (Stand 18.07.2017).

42 Mow, Van C. und Xin L. Lu (2008): *Biomechanics of Articular Cartilage and Determination of Material Properties.* Medicine & Science in Sports & Exercise 40 (2), S. 193–199.

43 Imhoff, Andreas B. (Hrsg.) et al. (2014): *Checkliste Orthopädie.* Stuttgart, S. 597–598.

44 Fuchs, J. et al. (2013): *Prävalenz ausgewählter muskuloskelettaler Erkrankungen.* Bundesgesundheitsblatt 56, S. 678–686, edoc.rki.de/oa/articles/reTBzeyFBYxM/PDF/24ZsqC2a9dzqQ.pdf (Stand 28.07.2017).

45 Fuchs, J. et al. (2013): a. a. O.

46 Balazs, Endre A. (2004): *Viscoelastic Properties of Hyaluronan and Its Therapeutic Use.* In: H. G. Garg und C. A. Hales (Hrsg.): Chemistry and Biology of Hyaluronan. Amsterdam, S. 421.

47 Henrotin, Yves et al. (2015): *Consensus statement on viscosupplementation with hyaluronic acid for the management of osteoarthritis.* Seminars in Arthritis and Rheumatism 45 (2), S. 140–149.

48 Arden, Nigel K. et al. (2013): *A randomized saline-controlled trial of NASHA hyaluronic acid for knee osteoarthritis.* Current Medical Research and Opinion 30 (2), S. 279–286.

49 Rutjes, Anne W. S. et al. (2012): *Viscosupplementation for Osteoarthritis of the Knee.* Annals of Internal Medicine 157, S. 180–191.

50 Bowman, N. et al. (2017): *Hyaluronic Acid Injections of the Knee: Predictors of Successful Treatment.* Orthopaedic Journal of Sports Medicine 5, o. S.

51 Weisse Liste (2017): *Sind Hyaluron-Spritzen bei Knieschmerzen/Gonarthrose sinnvoll?* www.weisse-liste.de/de/entscheidungshilfen/startseite-entscheidungshilfen/knieschmerzen/hyaluron-Injektionen-bei-knieschmerzen/ (Stand 29.07.2017).

52 Han, Seung Hwan et al. (2014): *Prognostic Factors after Intra-Articular Hyaluronic Acid Injection in Ankle Osteoarthritis.* Yonsei Medical Journal 55 (4), S. 1080–1086.

53 Institut für Allgemeinmedizin Frankfurt (2006): *Intraartikuläre Injektion von Hyaluronsäure,* S. 1–11, www.allgemeinmedizin.uni-frankfurt.de/lit/igel_Hyaluron_helfer.pdf (Stand 31.07.2017).

54 IGeL-Monitor (2014): *Hyaluronsäure-Injektion bei Kniearthrose,* S. 1–9, www.igel-monitor.de/fileadmin/user_upload/HyaluronsA__ure_Kniearthrose_Ergebnisbericht.pdf (Stand 29.07.2017).

55 Mayo Foundation for Medical Education and Research (2017): *Hyaluronic Acid (Injection Route).* www.mayoclinic.org/drugs-supplements/hyaluronic-acid-injection-route/before-using/drg-20074557 (Stand 03.08.2017).

56 Arnold, Ingo (2016): *Arthrose: Was gibt es Neues?* Deutsches Ärzteblatt 113 (44), o. S., www.aerzteblatt.de/treffer?mode=s&wo=17&typ=16&aid=183365&s=hyalurons%E4ure (Stand 04.08.2017).

57 Deutsche Gesellschaft für Orthopädie und Unfallchirurgie e.V. (2014): *Nahrungsergänzungsmittel gegen Gelenkverschleiß meist wirkungslos: Medikamentöse Arthrose-Therapie unverzichtbar.* www.dgou.de/presse/pressemitteilungen/detailansicht-pressemitteilungen/artikel/nahrungsergaenzungsmittel-gegen-gelenkverschleiss-meist-wirkungslos-medikamentoese-arthrose-therapie-unverzichtbar.html (Stand 04.08.2017).

58 Seino, Satoshi et al. (2012): *Oral Administration of Polymer Hyaluronic Acid Alleviates Symptoms of Knee Osteoarthritis: A Double-Blind, Placebo-Controlled Study over a 12-Month Period.* The Scientific World Journal Volume 2012, S. 1–8, www.hindawi.com/journals/tswj/2012/167928/ (Stand 04.08.2017).

59 Oe, Mariko et al. (2016): *Oral hyaluronan relieves knee pain: a review.* Nutrition Journal (15) 11, S. 2–10, www.ncbi.nlm.nih.gov/pmc/articles/PMC4729158/pdf/12937_2016_Article_128.pdf (Stand 31.07.2017).

60 Schmidbauer, Christina (Hrsg.) (2015): *Mikronährstoff-Coach®.* Salzburg, S. 222.

61 Aya, Kessiena L. und Robert Stern (2014): *Hyaluronan in wound healing: Rediscovering a major player.* Wound Repair and Regeneration 22, S. 579–593, onlinelibrary.wiley.com/doi/10.1111/wrr.12214/full (Stand 07.08.2017).

62 Arbeitsgruppe Zielvereinbarung Rheinland-Pfalz (2017): *Moderne Wundversorgung.* S. 1–36, rps.aok.de/fileadmin/user_upload/AOK-Rheinland-Pfalz-Saarland/05-Content-PDF/Gesundes_Leben/Arztberatung/Moderne_Wundverbaende__AOK-RPS.pdf (Stand 10.08.2017).

63 Voigt J. und V. R. Driver (2012): *Hyaluronic acid derivatives and their healing effect on burns, epithelial surgical wounds, and chronic wounds: A systematic review and meta-analysis of randomized controlled trials.* Wound Repair and Regeneration 20 (3), S. 317–331.

64 Lippert, Hans (Hrsg.) (2012): *Wundatlas.* Stuttgart, S. 44–47.

65 Chen, W. Y. und G. Abatangelo (1999): *Functions of hyaluronan in wound repair.* Wound repair and regeneration 7 (2), S. 79–89.

66 Longinotti, Cristina (2014): *The use of hyaluronic acid based dressings to treat burns: A review.* Burns & Trauma 2 (4), S. 162–168, www.ncbi.nlm.nih.gov/pmc/articles/PMC5012021/ (Stand 08.08.2017).

67 B. Braun Melsungen AG (2014): *Patientenratgeber Wundheilung,* S. 1–20, www.bbraun.de/content/dam/b-braun/de/website/produkte-und-therapien/wunde/9996817_Patientenratgeber-Chronische-Wunden_12_14_RGB.pdf.bb-.06898750/9996817_Patientenratgeber-Chronische-Wunden_12_14_RGB.pdf (Stand 08.08.2017).

68 Bassas, Monica und Stéphanie Follonier (2017): *Natural polymers: a source of inspiration*. In: Giuseppe Perale und Jöns Hilborn (Hrsg.) Bioresorbable Polymers for Biomedical Applications. Duxford, S. 31–64.

69 Luo, Y. et al. (2000): *Cross-linked hyaluronic acid hydrogel films: new biomaterials for drug delivery*. Journal of controlled release 69 (1), S. 169–184.

70 Zinoviev, E. V. et al. (2014): *New bioplastic material based on hyaluronic acid hydrocolloid*. Clinical and Experimental Dermatology Research 5 (2), S. 215–216.

71 Anilkumar, T. V. et al. (2011): *Advantages of hyaluronic acid as a component of fibrin sheet for care of acute wound*. Biologicals 39 (2), S. 81–88.

72 Oh, S. H. et al. (2013): *Sprayable powder of hyaluronate embedded in mildly cross-linked alginate as a post-surgical tissue adhesion barrier*. Macromolecular Research 21 (11), S. 1263–1269.

73 Roehrs, Hellen et al. (2016): *Dressings and topical agents containing hyaluronic acid for chronic wound healing (Protocol) Cochrane Database of Systematic Reviews 2016*, Issue 5, S. 1–15.

74 Balazs, Endre A. (2004): a. a. O., S. 422.

75 Dick, Burkhard und Oliver Schwenn (1998): *Viskoelastika – Eine Übersicht: Physikochemische Eigenschaften und ihre Bedeutung für die Ophthalmochirurgie*. Berlin, S. 59.

76 Jaksche, A. (2013): *Das Trockene Auge*. www.augenklinik.uni-bonn.de/ patienten/sprechstunden/das-trockene-auge (Stand 11.08.2017).

77 Messmer, Elisabeth M. (2015): *Pathophysiologie, Diagnostik und Therapie des trockenen Auges*. Deutsches Ärzteblatt 112 (5), S. 71–82, www. aerzteblatt.de/archiv/167463/Pathophysiologie-Diagnostik-und-Therapie-des-trockenen-Auges (Stand 11.08.2017).

78 Jaksche, A. (2013): a. a. O.

79 Messmer, Elisabeth M. (2015): a. a. O.

80 O. A. (2011): *Pharmazeutische Aspekte rund um das Auge*. Deutsche Apotheker Zeitung 8, S. 80, www.deutsche-apotheker-zeitung.de/ daz-az/2011/daz-8-2011/pharmazeutische-aspekte-rund-um-das-auge (Stand 11.08.2017).

81 Arnold, Stefan (2010): *Automatisiertes Messsystem zur Quantifizierung und Charakterisierung des menschlichen Tränenfilms in-vivo*. S. 1–63, opus4.kobv.de/opus4-fau/files/1380/StefanArnold_Dissertation.pdf.pdf (Stand 14.08.2017).

82   Schnetler, R. et al. (2013): *Lipid composition of human meibum: a review*. The South African Optometrist 72 (2), S. 86–93.

83   Weitere Informationen: www.bausch-lomb.de/fileadmin/media/docu-ments/Packungsbeilagen/Gebrauchsanweisung_Artelac_Splash_MDO.pdf (Stand 19.09.2017).

84   Weitere Informationen: www.bausch-lomb.de/fileadmin/media/docu-ments/Packungsbeilagen/Gebrauchsinformation_Artelac_Splash_EDO.pdf (Stand 19.09.2017).

85   Weitere Informationen: www.docmorris.de/medias/sys_master/8452192362047376/2724742.pdf (Stand 19.09.2017).

86   Weitere Informationen: hylo.de/produkt/hylo-comod/, (Stand 19.09.2017).

87   Weitere Informationen: hylo.de/produkt/hylo-fresh/, (Stand 19.09.2017).

88   Weitere Informationen: hylo.de/produkt/hylo-gel/, (Stand 19.09.2017).

89   Weitere Informationen: www.docmorris.de/medias/sys_master/8452192372195296/2759143.pdf (Stand 19.09.2017).

90   Weitere Informationen: www.docmorris.de/medias/sys_master/8452192361673776/2759203.pdf (Stand 19.09.2017).

91   Heyn, Gudrun (2007): a. a. O.

92   O. A., (2016): *DGÄPC-STATISTIK 2016*. www.dgaepc.de/wp-content/uploads/2016/11/DGAEPC-Statistik_2016.pdf (Stand 03.09.2017).

93   O. A. GeKIS 1/17: *GesamtKostenIndex Schönheitsoperationen*. www.mybody.de/gekis.html (Stand 03.08.2017).

94   Deutsche Gesellschaft für Ästhetisch-Plastische Chirurgie (DGÄPC) (2017): *Fillerbehandlung*. www.dgaepc.de/aesthetisch-plastische-chi-rurgie/haut/fillerbehandlung/ (Stand 30.08.2017).

95   Zeplin, Philip H. et al. (2014): *Dermal fillers for tissue augmentation: an overview*. GMS German Plastic, Reconstructive and Aesthetic Surge-ry 4, o. S. www.egms.de/static/en/journals/gpras/2014-4/gpras000025.shtml (Stand 31.08.2017).

96   Mansouri, Yasaman und Gary Goldenberg (2015): *Update on Hyaluro-nic Acid Fillers for Facial Rejuvenation*. Cutis. 96 (2), S. 85–88, www.mdedge.com/cutis/article/101904/aesthetic-dermatology/update-hyalu-ronic-acid-fillers-facial-rejuvenation/page/0/1 (Stand 31.08.2015).

97 Tezel, Ahmet und Glenn H. Fredrickson (2008): *The science of hyaluronic acid dermal fillers*. Journal of Cosmetic and Laser Therapy 10 (1), S. 35–42.

98 Kenne, Lennart et al. (2013): *Modification and cross-linking parameters in hyaluronic acid hydrogels—Definitions and analytical methods*. Carbohydrate Polymers 91, S. 410–418, www.sciencedirect.com/science/article/pii/S0144861712008405 (Stand 30.08.2017).

99 Chacon, Anna H. (2015): *Fillers in Dermatology: From Past to Present*. Cutis 96 (5), S. E17-E19, www.mdedge.com/cutis/article/104555/aesthetic-dermatology/fillers-dermatology-past-present/page/0/1 (Stand 31.08.2015).

100 U.S. Food and Drug Administration (2017): *Dermal Fillers Approved by the Center for Devices and Radiological Health*. www.fda.gov/MedicalDevices/ProductsandMedicalProcedures/CosmeticDevices/WrinkleFillers/ucm227749.htm (Stand 26.08.2017).

101 Kühne, Ulrich et al. (2016): *Safety and performance of cohesive polydensified matrix hyaluronic acid fillers with lidocaine in the clinical setting – an open-label, multicenter study*. Clinical, Cosmetic and Investigational Dermatology 9, S. 373–381, www.ncbi.nlm.nih.gov/pmc/articles/PMC5076541/ (Stand 05.09-2017).

102 Baumann, L. (2007): a. a. O., S. 245.

103 Wiest, Luitgard und Martina Kerscher (2007): *Native Hyaluronsäure in der ästhetischen Medizin*. Journal der Deutschen Dermatologischen Gesellschaft 6, S. 177, onlinelibrary.wiley.com/doi/10.1111/j.1610-0387.2007.06639_supp.x/pdf (Stand 20.07.2017).

104 Longas, Maria O. (1987): *Evidence for structural changes in dermatan sulfate and hyaluronic acid with aging*. Carbohydrate Research 159, S. 127, fineusa.us/common/pdf/Evidence_for_structural_changes_in_dermatan_sulfate_and_hyaluronic_acid_with_aging.pdf (Stand 21.07.2017).

105 Sattler, Gerhard und Boris Sommer (2014): *Bildatlas der ästhetischen Augmentationsverfahren mit Fillern: Dosierung | Lokalisation | Anwendung*. Berlin, S. 121–229.

106 Merz Aesthetics (2017): *Behandlung mit Belotero®*. www.belotero.de/faltenbehandlung-mit-filler/behandlung-mit-belotero/ (Stand 05.09.2017).

107 Rohrich, Rod J. und Joel E. Pessa (2007): *The Fat Compartments of the Face: Anatomy and Clinical Implications for Cosmetic Surgery*. Plastic and Reconstructive Surgery 119 (7), S. 2219–2227.

108 Kerscher, Martina et al. (2017): *Effectiveness evaluation of two volu-mizing hyaluronic acid dermal fillers in a controlled, randomized, double-blind, split-face clinical study.* Clinical, Cosmetic and Investi-gational Dermatology 10, S. 239–247, www.dovepress.com/effective-ness-evaluation-of-two-volumizing-hyaluronic-acid-dermal-fill-peer-re-viewed-article-CCID (Stand 05.09.2017).

109 Sundaram, Hema et al. (2016): *Global Aesthetics Consensus: Hyalu-ronic Acid Fillers and Botulinum Toxin Type A – Recommendations for Combined Treatment and Optimizing Outcomes in Diverse Patient Populations.* Plastic and Reconstructive Surgery 137 (5), S. 1410–1423, www.ncbi.nlm.nih.gov/pmc/articles/PMC5242215/ (Stand 05.09.2017).

110 Quan, Taihao et al. (2013): *Enhancing structural support of the dermal microenvironment activates fibroblasts, endothelial cells and keratino-cytes in aged human skin in vivo.* Journal of Investigative Dermatology 133 (3), S. 658–67, www.ncbi.nlm.nih.gov/pmc/articles/PMC3566280/ (Stand 07.09.2017).

111 Deutsche Gesellschaft für Mesotherapie e.V. (2014): *Kurative Meso-therapie.* www.mesotherapie.org/assets/pdf/DGM-Flyer.pdf (Stand 19.09.2017).

112 Kawada, Chinatsu et al. (2014): *Ingested hyaluronan moisturizes dry skin.* Nutrition Journal 13 (70), o. S. nutritionj.biomedcentral.com/ar-ticles/10.1186/1475-2891-13-70 (Stand 07.09.2017).

113 Huschka, Ch. et al. (2004): *Formulierungen mit Fragmenten der Hyalu-ronsäure.* In: W. Wohlrab, R. Neubert und J. Wohlrab (Hrsg.): Hyaluron-säure und Haut. Aachen, S. 309.

114 Nobile, Vincenzo et al. (2014): *Anti-aging and filling efficacy of six types hyaluronic acid based dermo-cosmetic treatment: double blind, randomized clinical trial of efficacy and safety.* Journal of Cosmetic Dermatology 13 (4), S. 277–287. www.ncbi.nlm.nih.gov/pmc/articles/ PMC4371636/ (Stand 09.09.2017).

115 O. A. Inhaltsstoffe / INCI-Bezeichnung (2017): *HYALURONIC ACID.* www.haut.de/inhaltsstoffe-inci/inci-detail/6550/ (Stand 07.09.2017).

116 Essendoubi, M. et al. (2015): *Human skin penetration of hyaluronic acid of different molecular weights as probed by Raman spectroscopy.* Skin Research and Technology 0, S. 1–8.

117 Essendoubi, M. et al. (2015): a. a. O.

118 Sundaram, Hema et al. (2016): *Pilot Comparative Study of the Topical Action of a Novel, Crosslinked Resilient Hyaluronic Acid on Skin Hyd-ration and Barrier Function in a Dynamic, Three-Dimensional Human Explant Model.* Journal of Drugs in Dermatology 15 (4), S. 434–441.

119 Weitere Informationen unter: hyapur.de/hyapur-serum/ (Stand 12.09.2017).

120 Weitere Informationen auf Englisch unter: www.pestleandmortar. com/?product=hyaluronic-acid (Stand 12.09.2017).

121 Weitere Informationen unter: www.cnkdirect.de/0057264362-1_1_3_5-10011-hyaluron-seren/hyaluron-sculptor.html (Stand 12.09.2017).

122 Kawada, Chinatsu et al. (2014): a. a. O.

123 Schmidbauer, Christina (Hrsg.) (2015): a. a. O.

124 Kawada, Chinatsu et al. (2014): *Ingestion of hyaluronans (molecular weights 800 k and 300 k) improves dry skin conditions: a randomized, double blind, controlled study.* Journal of Clinical Biochemistry and Nutrition (Published online: 1 November 2014), S. 1–8.

125 Weitere Informationen: www.purecaps.net/de/produkte/hyaluronsaeu-re-HYA3A (Stand 13.09.2017).

126 Weitere Informationen: www.grandel.de/gesundheit/beauty-specials/ perfect-skin-hyaluron-30-kapseln-115-g (Stand 13.09.2017).

127 Weitere Informationen: proceanis.com/hyaluronfiller/ (Stand 13.09.2017).

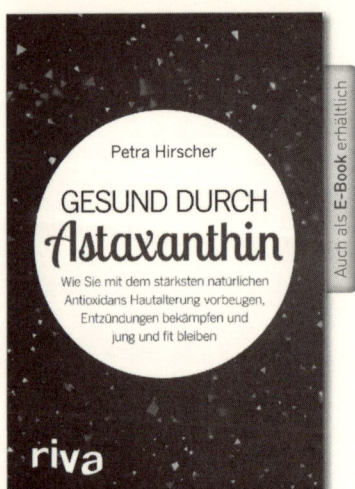

96 Seiten
7,99 € (D) | 8,30 € (A)
ISBN 978-3-7423-0433-9

Petra Hirscher

Gesund durch Astaxanthin

Wie Sie mit dem stärksten natürlichen Antioxidans Hautalterung vorbeugen, Entzündungen bekämpfen und jung und fit bleiben

Karotinoide sind bekannt für ihre antioxidativen, das heißt zellschützenden Kräfte. Dies gilt auch für Astaxanthin, einen rötlichen Farbstoff, der von Organismen wie Algen, Bakterien und Pilzen gebildet wird. Astaxanthin ist sogar das stärkste aller bekannten Antioxidantien, sein Gesundheitspotenzial ist enorm: Es schützt den Organismus vor der Wirkung freier Radikale, die Alterungsprozesse und degenerative Erkrankungen begünstigen. Es beugt kardiovaskulären Erkrankungen vor, wirkt entzündungshemmend, aktiviert das Immunsystem und sorgt für leistungsstarke Muskeln, gesunde Augen und jugendliche Haut. Dieser Ratgeber zeigt, wie Sie mit Astaxanthin ein gesünderes und längeres Leben führen können. Sie erfahren nicht nur alles Wissenswerte über die Anwendungsbereiche, sondern auch, welche Produkte zur Nahrungsergänzung es auf dem Markt gibt und wie man Astaxanthin am besten dosiert.

riva

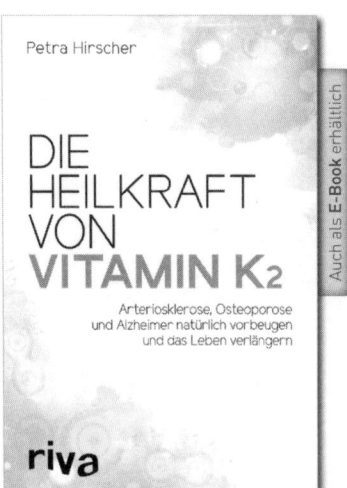

96 Seiten
7,99 € (D) | 8,30 € (A)
ISBN 978-3-7423-0431-5

Petra Hirscher
Die Heilkraft von Vitamin K2
Arteriosklerose, Osteoporose und Alzheimer natürlich vorbeugen und das Leben verlängern

Dass sich Funktion und Stoffwechsel der beiden Vitamine K_1 und K_2 stark unterscheiden und sie in unterschiedlichen Lebensmitteln vorkommen, ist heute bekannt. Vitamin K_2 kommt in Fleisch, Milchprodukten und fermentierten Lebensmitteln vor und spielt eine entscheidende Rolle im Kalziumstoffwechsel, denn es trägt dazu bei, dass das Kalzium aus unserem Blut im Körper an die richtige Stelle gelangt und Knochen und Zähne stark macht, statt sich in weiches Gewebe einzulagern und Arterien zu verkalken. Es ist damit auch der wirksamste Schutz gegen Osteoporose, Arteriosklerose, Alzheimer und die koronare Herzkrankheit. Dieser Ratgeber erklärt, wie Sie durch natürliche Ernährung Ihren Vitamin-K_2-Bedarf decken können, um Herz und Knochen zu schützen, chronischen Erkrankungen vorzubeugen und Alterungsprozessen entgegenzuwirken. Wenn ein Mangel besteht, können Sie Ihre Ernährung zusätzlich gezielt mit einem Vitamin-K_2-Präparat ergänzen. Zudem erfahren Sie, wie Sie hochwertige, sichere Produkte erkennen und sie dosieren.

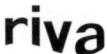

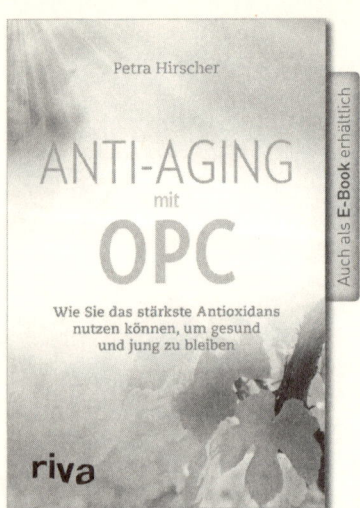

Petra Hirscher

ANTI-AGING
mit
OPC

Wie Sie das stärkste Antioxidans
nutzen können, um gesund
und jung zu bleiben

Auch als **E-Book** erhältlich

riva

96 Seiten
7,99 € (D) / 8,30 € (A)
ISBN 978-3-7423-0135-2

Petra Hirscher
**Anti-Aging
mit OPC**
Wie Sie das stärkste
Antioxidans nutzen
können, um gesund
und jung zu bleiben

OPC, kurz für oligomere Proanthocyanidine, sind natürliche pflanzliche Antioxidantien, die vor freien Radikalen und vor schädlichen Umwelteinflüssen schützen. OPC unterstützen die Heilung bei Entzündungen und Wunden und hemmen Alterungsprozesse. Ihre tägliche Einnahme verbessert das Wohlbefinden, indem sie das Immunsystem und den Energiestoffwechsel unterstützen.

Bereits in der Antike wurden OPC-haltige Lebensmittel wie Traubensaft, Rotwein, aber auch der Rindenextrakt der Strandpinie in der Medizin eingesetzt. Ihnen wurde neben einer heilenden auch eine das Leben verlängernde Wirkung nachgesagt. Dieses Buch zeigt praktische tägliche Anwendungsbereiche von OPC, gibt eine Übersicht über im Handel erhältliche Produkte und erklärt, wie man natürliche OPC-Quellen in Obst und Gemüse in seinen täglichen Speiseplan integrieren kann.

riva

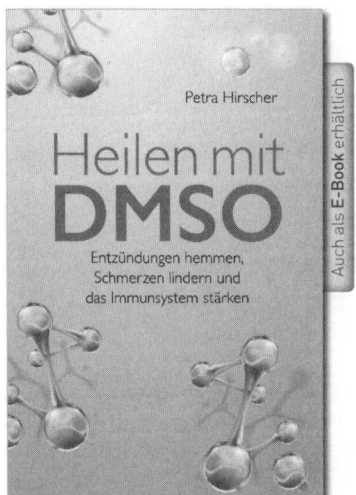

Petra Hirscher

Heilen mit
DMSO

Entzündungen hemmen,
Schmerzen lindern und
das Immunsystem stärken

Auch als E-Book erhältlich

96 Seiten
7,99 € (D) / 8,30 € (A)
ISBN 978-3-95760-009-7

Petra Hirscher
Heilen mit DMSO
Entzündungen hemmen,
Schmerzen lindern und
das Immunsystem stärken

Dimethylsulfoxid (DMSO) ist eine natürliche organische Schwefelverbindung, die in unserem Blut, im Plankton der Meere, in den Wurzeln und der Rinde von Pflanzen vorkommt. DMSO wirkt direkt in den Zellen des Körpers, denn es hat eine herausragende Eigenschaft: Es ist sowohl fett- als auch wasserlöslich und eignet sich daher hervorragend als Trägersubstanz für Arzneimittel, da es Körperbarrieren wie die Haut und Zellwände mühelos durchdringt. DMSO kann bei Erkrankungen der Haut, bei Entzündungen und in der Schmerztherapie gezielt eingesetzt werden. Aufgrund seiner natürlichen Eigenschaften als Antioxidans schützt es vor freien Radikalen, stärkt die Zellen und macht sie widerstandfähiger gegen schädliche Umwelteinflüsse.
Dieses Buch erklärt verständlich die Anwendung von DMSO als Hausmittel und bei der medikamentösen Behandlung von Krankheiten. Es gibt praktische Anleitungen zur wirksamen Dosierung, zur Kombination mit anderen Heilmitteln und zu Darreichungsformen.